ÉTUDE

SUR

LA SUEUR ET LA SALIVE

DANS

LEUR RAPPORT AVEC L'ÉLIMINATION

PAR

Paul BINET

Docteur en médecine de la Faculté de Paris,
Ancien interne des hôpitaux de Paris,
Médaille de bronze de l'Assistance publique (Internat),
Membre correspondant de la Société anatomique.

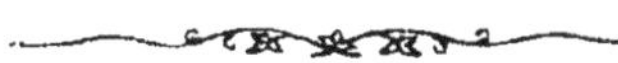

PARIS
A. PARENT, IMPRIMEUR DE LA FACULTÉ DE MÉDECINE
A. DAVY, successeur
52, RUE MADAME, ET RUE MONSIEUR-LE-PRINCE, 14.

1884

ÉTUDE

SUR

LA SUEUR ET LA SALIVE

DANS LEUR RAPPORT AVEC

L'ÉLIMINATION

ÉTUDE

SUR

LA SUEUR ET LA SALIVE

DANS

LEUR RAPPORT AVEC L'ÉLIMINATION

PAR

Paul BINET

Docteur en médecine de la Faculté de Paris,
Ancien interne des hôpitaux de Paris,
Médaille de bronze de l'Assistance publique (Internat),
Membre correspondant de la Société anatomique.

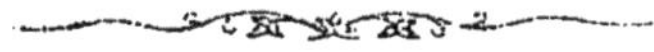

PARIS

A. PARENT, IMPRIMEUR DE LA FACULTÉ DE MÉDECINE

A. DAVY, successeur

52, RUE MADAME, ET RUE MONSIEUR-LE-PRINCE, 14.

1884

ÉTUDE

SUR

LA SUEUR ET LA SALIVE

DANS LEUR RAPPORT AVEC

L'ELIMINATION

INTRODUCTION.

Nous nous proposons d'étudier, dans ce travail, la sueur et la salive de l'homme au point de vue du rôle qu'elles peuvent remplir comme voies d'élimination des principes formés dans l'économie, ou de ceux qui y ont été introduits accidentellement, soit dans un but expé imental ou thérapeutique.

Nous n'avons point la prétention de traiter à fond un sujet si difficile, encore plein d'obscurité et d'incertitude. C'est une simple étude que nous présentons, et nous avons seulement essayé d'élucider quelques points, soit par nos propres expériences, soit en rappelant celles des autres. L'intérêt de ces recherches se justifie par l'importance du mouvement d'assimilation et de désassimilation qui constitue l'acte essentiel de la vie, et dont les déchets fixes s'éliminent surtout par la bile et la diurèse; mais, dans quelle mesure la salivation et la sudation peuvent-elles aider ou suppléer les voies normales d'élimination; dans quelle mesure la thérapeutique peut-elle les utiliser quand celles-ci font défaut ou deviennent insuffisantes? Tel est le problème à la solution duquel nous apportons le modeste appoint de nos recherches.

Qu'il nous soit permis, d'abord, d'adresser à tous nos maîtres l'expression de notre profonde reconnaissance pour la bienveillance avec laquelle ils nous ont accueilli dans le cours de nos études, et de remercier notre excellent maître, M. le professeur Verneuil, qui a bien voulu nous faire l'honneur d'accepter la présidence de notre thèse.

Technique générale. — La méthode le plus souvent suivie a été de provoquer la sudation et la salivation à l'aide des injections de nitrate de pilocarpine. La salive mixte a été recueillie directement au fur et à mesure de son extraction dans un vase d'expérience, après avoir fait rincer la bouche du sujet, et en prenant garde qu'il ne s'y mêle des produits d'expectoration. Pour la sueur, nous avons fait construire chez Galante un manchon de caoutchouc dans lequel est enfermé le bras du patient; ce manchon est terminé par un entonnoir également en caoutchouc. Au tube de cet entonnoir, muni d'un index en verre, nous adaptons une pince de Mohr qui permet d'ouvrir et de fermer le manchon. Pour recueillir la sueur, on fait pendre hors du lit, sans enlever le manchon, le bras auquel il est adapté; on le secoue un peu pour que le liquide se rassemble dans l'entonnoir, qui occupe ainsi la partie déclive, et, en ouvrant la pince, la sueur s'écoule dans un récipient disposé à cet effet.

La quantité ainsi obtenue est variable, en général, de 20 à 30 cent. cub. Cette sueur est troublée par des produits épithéliaux et sébacés, mais peut être parfaitement limpide après filtration.

Dans quelques cas, nous avons recueilli la sueur spontanément rendue par le malade, soit directement à l'aide d'éponges au moment d'une sudation abondante, soit en laissant pendant la nuit des éponges fines appliquées sur la région lombaire, recouvertes d'un taffetas gommé et maintenues à l'aide d'un bandage de corps.

Il est inutile d'insister sur la nécessité d'un lavage rigoureux à l'eau distillée des parties sur lesquelles on opère, et des instruments qu'on emploie.

Nous sommes heureux de pouvoir remercier notre collègue et excellent ami Chéron de l'obligeance avec laquelle il nous a admis à profiter des ressources de son laboratoire particulier.

CHAPITRE PREMIER.

Généralités. — Élimination physiologique.

Quels sont les principes normalement éliminés par la sueur et la salive ? Répondre à cette question, c'est rappeler la composition et la quantité de ces sécrétions à l'état physiologique.

La *sueur* est un liquide incolore, limpide, salé, d'une odeur spéciale, variant selon les régions et les individus.

La quantité de sueur émise pendant les vingt-quatre heures est très difficile à évaluer. Elle varie beaucoup selon les individus, l'état de repos ou d'exercice, le degré de température ambiante. Dans les conditions les plus ordinaires, le liquide s'épanche et se diffuse dans les couches furfuracées de la peau, et s'évapore par une exhalation cutanée insensible. Aubert, par sa méthode des empreintes, a constaté que cette exhalation s'effectue surtout par l'orifice des glandes sudoripares. La quantité moyenne paraît être de 700 à 900 centimètres cubes par jour, et peut s'élever à plus de 2 litres par l'exercice musculaire.

Séguin évalue la sécrétion par minute :

Au minimum. . .	0.132 cc.
Au maximum. . .	0.637 —
En moyenne.. . .	0.361 —

C'est-à-dire environ un 1/2 litre en vingt-quatre heures.

Funke donne des chiffres beaucoup plus forts ; il fixe le minimum à 1790 centimètres cubes, évaluation que

Straus considère comme exagérée. Sous l'influence de l'étuve, cette quantité pourrait s'élever à 19 litres.

Recherchant les quantités de sueur sécrétées dans diverses conditions, Funke trouve 6 à 7 grammes par heure, avec des mouvements modérés, dans un appartement, et 33 à 36 grammes après des mouvements violents exécutés au soleil.

La quantité de sueur provoquée par le jaborandi est très variable, suivant les doses et les individus, en moyenne 300 à 500 centimètres cubes, d'après A. Robin et Vulpian.

La quantité des matériaux solides est également très diversement appréciée par les auteurs.

Funke donne les chiffres suivants, pour 1 litre de sueur :

Epithélium entraîné. . .	2 gr. 49
Sels minéraux.	4 — 36
Substances organiques. .	4 — 75

C'est-à-dire environ 10 0/00 d'extrait sec.

D'après Favre, auquel on doit une analyse très complète de la sueur, le chiffre des matériaux solides serait moitié moindre, environ 4,5 0/00.

Pour Schottin, l'épithélium entraîné serait de 4 gr. 20, et l'extrait sec de 18,40, ainsi répartis :

Substances organiques. .	11 gr. 30
Sels minéraux.	7 — 10

Ces divergences nous paraissent s'expliquer par l'abondance relative de la diaphorèse chez les divers sujets dont la sueur a été analysée ; la sudation ayant pour effet d'augmenter l'excrétion de l'eau sans entraîner, d'une façon corrélative, l'élimination des matériaux solides. Ainsi, Favre, qui donne les chiffres les plus faibles, provoquait une sueur très abondante au moyen de l'étuve, et ses analyses ont été faites sur une quantité très grande de liquide.

Ce rapport de la quantité de la sécrétion à celle des matières solides éliminées est d'un grand intérêt pour la question qui nous occupe, puisqu'on peut en inférer, d'abord, que l'augmentation de la sudation n'entraîne point nécessairement celle de l'élimination.

D'après Funke, la proportion des matières organiques varie en raison inverse de la quantité de sueur sécrétée ; celle des matières minérales varie en raison directe, mais non proportionnelle.

Quand on fractionne la sueur recueillie pendant la transpiration, Favre déclare que le rapport de la quantité d'eau à celle des matériaux solides ne varie pas sensiblement dans les diverses périodes, si les quantités de sueur sont égales. Dans les premières parties, les sels à acide organique prédominent. D'autre part, en évaluant à tant pour cent les chiffres de Favre, on voit que plus la sudation a été abondante, moins la sueur est riche en matériaux solides :

Quantités de sueur provoquée dans une transpiration.		Matières solides.	
1re expérience.	1.530 cc.	8.834, soit	5.78 0/00
2e —	2.150 —	10.855 —	5.05 —
3e —	2.265 —	11.14 —	4.92 —
4e —	2.245 —	10.876 —	4.84 —
5e —	2.570 —	12.112 —	4.71 —

Il ressort de ce tableau que la quantité de matériaux solides éliminés augmente d'une façon absolue avec la quantité de sueur excrétée, mais diminue d'une façon relative, puisque la sueur est à volume égal d'autant moins riche en extrait sec, qu'elle est plus abondante.

Les chiffres donnés par Funke prêtent à des considérations du même genre. Ainsi, avec une quantité de sueur de 6 centimètres cubes par heure, le résidu est de 0,082, soit 1,36 0/0; quand la quantité s'élève à 36 centimètres cubes, le résidu est 0,235, soit 0,82 0/0.

Les sels minéraux sont le chlorure de sodium associé à de faibles quantités de sulfates alcalins. Les phosphates ne s'y trouveraient qu'à l'état de traces. L'alcali dominant est la soude (Favre). Cependant, Cloëz donne, pour les cendres du résidu sudoral, le rapport de la soude à la potasse, comme 535 est à 1000, à l'état de chlorures, sulfates et carbonates.

Parmi les matières organiques, les mieux déterminées, sont l'urée et des sels alcalins, lactates et sudorates.

La quantité d'urée serait, pour 1 litre de sueur, de 0,044 d'après Favre, et de 1,55 d'après Funke.

Celle des lactates, 0,317; les sudorates, 1,562, selon Favre.

L'acide sudorique spécial à la sueur a été étudié et isolé par Favre, qui le rapproche de l'acide urique. Sa nature est, du reste, mal définie, et son existence même ne paraît pas parfaitement établie (1).

On a beaucoup discuté sur la réaction de la sueur et la présence d'acides libres, acides lactique, acétique, formique, valérique, etc. Il faut tenir compte de la décomposition des substances grasses éliminées par les glandes sébacées, dont le produit de sécrétion est toujours plus ou moins mêlé à la sueur ; il en résulte une cause d'er-

(1) L'acide sudorique de Favre a été obtenu par précipitation par le nitrate d'argent de la solution du résidu sudoral dans l'alcool absolu.

reur qu'il n'est pas toujours facile d'éviter. C'est à l'existence de ces acides et à celle de leurs éthers que la sueur doit son odeur spéciale, variable suivant les régions.

La réaction de la sueur est variable et change dans le cours de la sudation ; elle est d'abord acide, puis neutre, et enfin alcaline (Favre). Avec la pilocarpine, on observe la même succession (A. Robin), mais une réaction faiblement alcaline paraît dominer.

Trümpy et Luchsinger pensent que la sécrétion pure des glandes sudoripares est alcaline. Tourton, reprenant leurs expériences, maintient au contraire l'opinion classique de l'acidité primitive de la sueur. Il conclut de ses recherches que cette acidité augmente avec l'exagération des combustions organiques, le travail musculaire, l'alimentation azotée et l'autophagie, la fièvre; l'abondance de la sécrétion et l'alimentation végétale la diminuent. Pour Morrigia, la sueur reste acide malgré l'alimentation végétale; Fubini et Ronchi ont confirmé la chose chez un homme soumis, pendant cinq jours, à la diète végétale. Le fait avait été déjà constaté par Cl. Bernard.

La sueur présente enfin d'intéressantes modifications, suivant la région où elle est recueillie.

D'après Funke, un résidu de 13.7 0/00 laisserait 4 gr. de cendres avec la sueur des pieds, seulement 2,4 avec celle des bras.

D'après Schottin, la proportion des sels de soude à ceux de potasse serait plus élevée pour la sueur des bras que pour celle des pieds. Par rapport à 100 de sodium, on trouve, dans la sueur des pieds, 57 de potassium, et dans celle des bras 39.

La sueur des pieds est donc plus riche que celle des bras en sels fixes, et la potasse y prédomine.

La réaction et l'odeur diffèrent aussi selon la région

examinée. La sueur des aines et des aisselles présente une couleur rougeâtre chez certaines personnes, et se montre souvent alcaline.

Salive. — Nous ne nous occupons que de la salive mixte, telle qu'elle s'écoule de la bouche.

La salive est un liquide transparent, légèrement opalin, spumeux, un peu filant. Elle entraîne avec elle des cellules épithéliales et des corpuscules qui forment, par le repos, un sédiment blanchâtre et dont on peut la débarrasser par filtration. La densité varie de 1,004 à 1,009 ; la réaction normalement alcaline est due à des phosphates basiques. La fermentation de parcelles alimentaires peut y faire apparaître des acides libres, particulièrement l'acide lactique.

La quantité de salive sécrétée par l'homme, en vingt-quatre heures, est difficile à évaluer ; elle paraît être de 300 à 1,500 gr.

Elle est continue, mais augmente beaucoup au moment des repas ou sous l'influence d'excitations directes ou réflexes. D'après Tucck, la quantité sécrétée au moment des repas serait de 250 à 750 gr.; dans l'intervalle, la sécrétion serait presque uniquement due aux glandes muqueuses. Gorup Besanez évalue que 100 gr. de glandes salivaires fournissent, en une heure, pendant une période d'excitation, environ 1,300 grammes de salive avec 6 à 7 grammes de matériaux solides.

La salive étant déglutie au fur et à mesure de sa sécrétion, son rôle, comme émonctoire, est nul dans les conditions habituelles ; tout ce qu'elle tendrait à éliminer est soumis à une nouvelle absorption, mais, des procédés thérapeutiques ou expérimentaux, certains états pathologiques, peuvent exagérer assez la salivation pour déterminer une expuition abondante et, dans ces conditions, elle peut devenir une voie d'élimination. La muscarine et la pilocarpine agissent dans ce sens. La quantité de salive qu'on peut recueillir, à la suite d'une injection de nitrate de pilocarpine de 0,02, varie, chez l'homme, de 150 à 500 cc. en moyenne.

La composition de la salive mixte est très variable ; la prédominance de l'une ou l'autre des salives composantes influe notablement sur le produit total.

La quantité des matériaux solides est de 5 à 8 0/00, dont 2 gr. environ de sels constitués par des chlorures alcalins et des phosphates alcalins et terreux. Treviranus a signalé le premier la présence du sulfocyanure de potassium, qui n'existe dans aucune autre sécrétion, et dont Lehmann évalue la proportion à 0,07 0/00. Mais, sa quantité est très variable et son existence n'est pas constante. Dans une salivation abondante, telle que celle qui est provoquée par la pilocarpine, il est très dilué et difficile à déceler.

Les bases sont la soude, la potasse, la magnésie, la chaux et un peu de fer. D'après Salkowsky, la salive serait une voie d'élimination élective pour les sels de potasse. Dans la salive d'une personne atteinte de stomatite, il a trouvé, sur 515 cc. de liquide, 0,697 de potassium, et seulement 0,116 de sodium. Kemmerich a observé des salivations très abondantes dans les intoxications par les sels potassiques. Le chlorate de potasse est journellement employé comme modificateur pharyngo-buccal, grâce à une élimination qui perpétue sa présence dans la salive.

Les éléments organiques sont constitués par du mucus, des débris épithéliaux, des substances albuminoïdes et extractives. On a attribué une grande importance à la présence d'un ferment diastasique, la ptyaline ou amylase, dont la présence n'est pas constante et qui, d'après Duclaux, n'appartiendrait pas en propre à la salive, mais serait sécrétée par des microbes parasites de la cavité buccale. Hüffner et Munk ont trouvé, dans la salive du porc des ferments solubles peptogènes qui reconnaissent sans doute la même origine.

Parmi les substances extractives, signalons l'urée, dont nous parlons au chapitre suivant, et ces ptomaïnes à propos desquelles A. Gautier a fait récemment une intéressante communication, et qui établissent une analogie si curieuse entre le produit des glandes salivaires et la sécrétion des glandes à venin des serpents.

De même que pour la sueur, la quantité des matériaux solides éliminés augmente au début d'une période de salivation, mais diminue par une salivation prolongée. Cette diminution peut être de moitié pour les substances organiques; elle est moins marquée pour les sels minéraux (Cl. Bernard).

La proportion des matériaux solides varie selon la nature de l'excitation ; ils augmentent dans la salive provoquée par l'excitation du grand sympathique et diminuent dans celle qui suit l'excitation de la corde du tympan (Cl. Bernard).

Enfin, d'après Becher, Ludwig, la composition de la salive ne change pas après l'injection de grandes quantités d'eau dans les veines, et elle est indépendante de la vitesse de sécrétion. La proportion de clorure de sodium augmente un peu quand augmente celle du sang.

CHAPITRE II.

DE L'ÉLIMINATION PAR LA SUEUR ET LA SALIVE DES PRINCIPES FORMÉS DANS L'ÉCONOMIE.

I. — *Urée.*

L'urée a été signalée dans la *salive* par Pettenkofer, en 1848, et il évalue sa quantité à 0,45 0/00. Le fait a été confirmé par Picard. Rabuteau a pu retirer 0,25 d'urée pure cristallisée de 250 gr. de salive normale, soit 1 0/00, et pense qu'elle se trouve dans la salive en quantité environ vingt fois moins considérable que dans l'urine. Il a reconnu que l'urée absorbée dans un but expérimental augmente la proportion d'urée dans la salive qui est excrétée en plus grande abondance.

OBS. I. (Rabuteau. *Soc. biol.*, 16 déc. 1871, et *Gazette méd.*, Paris, 1873.) — A 8 h. matin, l'auteur ingère 5 gr. d'urée.

De 8 à 9 h. Quantité de salive recueillie, 35 gr.; contenant urée, 0.0235, soit 0.67 0/00.

De 9 à 10 h. Salive recueillie, 35 gr.; urée, 0.323, soit 0.92 0/00.

De 10 à 11 h. Salive recueillie, 20 gr.; urée, 0,0236, soit 1.176 0/00.

Concurremment, l'urée avait augmenté dans l'urine sans produire d'effet diurétique.

On remarquera que les quantités éliminées par la salive sont très faibles, et ne dépassent pas notablement le chiffre que Rabuteau lui-même considère comme normal.

Dans la salive provoquée par la pilocarpine, A. Robin

trouve, pour huit dosages, une moyenne de 0,717 0/00; le chiffre minimum était 0,590; le maximum 0,835.

D'après Debove, la salive provoquée par la pilocarpine renferme environ 0,156 0/00.

Bougarel, cité par Vulpian, n'a trouvé que 0,094 0/00 d'urée.

Ph. Lussana a recherché l'urée dans la salive de chiens, auxquels il avait pratiqué des injections de pilocarpine, et a trouvé une quantité d'urée variant de 1 à 3 gr. 0/00. Cette proportion était beaucoup plus forte que celle de la salive normale de ces animaux; il en infère que l'activité sécrétoire imprimée aux glandes salivaires par le jaborandi augmente leur pouvoir éliminateur. Mais il en tire, relativement à l'homme, des conclusions erronées en admettant qu'on pourrait éliminer, par cette voie, jusqu'à 27 gr. d'urée en 24 heures.

La *sueur* élimine aussi, à l'état normal, un peu d'urée dans la proportion de 0,048 0/00 d'après Favre, et de 1,55 0/00 d'après Funke.

A. Robin admet que la proportion d'urée est plus considérable dans la sueur provoquée par la pilocarpine; il aurait trouvé en moyenne 2 gr. 69 0/00, à savoir :

	Urée.
Dans un cas de néphrite chronique..........	2.72 0/00
— — rhumatisme articulaire aigu	2 50 —
— — convalesc. de rhumat. musculaire.	2.90 —
— — — d'alcoolisme aigu....	2.90 —

Il évalue la quantité de sueur rendue sous l'influence de l'injection à 300-500 gr., ce qui porterait l'élimination d'urée à environ 1 gramme.

D'après Ball et Hardy, la moyenne d'urée contenue dans la sueur provoquée par la pilocarpine serait de 1 gr. 14 0/00.

On sait peu de chose sur les variations de l'urée dans la sueur et la salive.

D'après Mensner, l'alimentation végétale diminuerait la quantité d'urée dans la sueur.

Reinner aurait constaté une diminution de l'urée dans la sueur d'un malade atteint de fièvre typhoïde et dans celle d'un rhumatisme articulaire aigu.

Plusieurs auteurs signalent une augmentation dans la sueur et la salive des albuminuriques.

Voici les résultats de quelques dosages que nous avons pratiqués ; les détails se trouvent aux observations indiquées :

Technique. — Pour la sueur, le dosage a été fait après filtration, par l'hypobromite de soude, récemment préparé selon la formule de M. Quinquand et dans l'appareil à mercure d'Yvon, corrections avec le barascope d'Esbach.

Pour la salive, concentration au bain-marie ; précipitation par cinq volumes d'alcool à 90° ; filtration après vingt-quatre heures de repos ; distillation de l'alcool au bain-marie, puis évaporisation terminée dans le vide sec ; reprise par l'eau distillée ; filtration et dosage par l'hypobromite.

Albuminurie consécutive à une néphrite aiguë à frigore :

Salive : urée, 0/00, 0,95 (obs. XXI).

Albuminurie brightique ; prédominance de signes de néphrite parenchymateuse :

Salive : urée, 0/00, 0,318 (obs. XVIII).

Maladie de Bright. Plus d'albumine dans les urines depuis six mois.

Salive : urée, 0/00, 0,22 (obs. XX).
Sueur : urée, 0/00, 0,77.

Chez un tuberculeux :

Sueur : urée, 0/00, 1gr 356 (obs. LXI).

Nous avons examiné également l'eau de lavage d'un gilet de flanelle porté par un tuberculeux affecté de sueurs nocturnes, et nous n'y avons trouvé que quelques centigrammes d'urée (obs. LXI et LXII).

On sait en somme fort peu de chose sur les variations de l'urée de la sueur dans les maladies. Or, comme les quantités trouvées, quoique toujours faibles, paraissent varier dans des limites assez étendues, qu'il est presque impossible de recueillir chez un malade la sueur émise spontanément dans un temps donné et suffisamment prolongé comme on peut le faire pour l'urine, des recherches de ce genre ne paraissent pas pouvoir être établies actuellement sur des bases précises. Tout ce qu'on peut dire, c'est que la quantité d'urée éliminée spontanément par la sueur paraît être en général fort peu élevée.

Dans quelques cas cependant d'anurie et d'urémie, on a vu se déposer à la surface de la peau une efflorescence cristalline, blanchâtre, constituée en majeure partie par de l'urée.

Dans l'anurie cholérique, Drashe (de Vienne) a observé ce givre d'urée sur onze femmes et un homme.

Nous donnons ici le résumé de plusieurs faits observés par Hirschprung dans divers cas d'anurie et d'urémie :

Obs. II (résumée). — Homme de 56 ans. Cancer villeux de la vessie. Hydronéphrose double ; urémie.

Le jour de la mort, efflorescence blanchâtre sur le nez, les tempes, les paupières, les sourcils, le cou. Pas de transpiration appréciable.

L'analyse démontra que cette poussière amorphe était en majeure partie constituée par de l'urée.

OBS. III (résumée). — Homme, 70 ans. Cystite diphtéroïde ; congestion rénale. Rétention d'urine. Urémie.

La veille de la mort, efflorescence blanche cristalline à la peau des tempes et aux commissures des paupières. Reflet huileux de la face ; pas de transpiration.

OBS. IV (résumée). — Homme, 65 ans. Hypertrophie de la prostate ; déviation de l'urèthre ; cystite ; rétention d'urine ; urémie.

Le jour de la mort, dépôt efflorescent sur la face ; sueur froide, sans dépôt sur le reste du corps.

OBS. V (résumée). — Homme de 62 ans. Néphrite chronique ; urémie.

Le jour de la mort, à la face, surtout au front, aux tempes, aux paupières et sur la poitrine, dépôt blanc pulvérulent. L'analyse chimique, faite par Salomonsen, démontra que ce dépôt était formé par de l'urée.

OBS. VI (résumée). —Homme, 55 ans. Pyélonéphrite; infection purulente. Rétention d'urine ; urémie.

La veille de la mort, apparition de petits corpuscules cristallins, banchâtres, limitée à la face, notamment aux paupières supérieures et au nez. Cette efflorescence est recueillie ; la solution traitée par le nitrate de mercure et l'acide oxalique donne les réactions caractéristiques de l'urée.

Le lendemain, jour de la mort, l'efflorescence cristalline s'est reproduite à la face. L'urine en très faible quantité (8 onces) contenait 6 gr. 8 d'urée 0/00.

Hirschprung pense que cette efflorescence se fait par les glandes sébacées, car elle ne s'accompagne d'aucune transpiration, mais bien plutôt d'un enduit huileux ; elle apparaît dans les régions les plus riches en glandes sébacées. C'est également l'opinion de Drashe pour les cas qu'il a observés dans l'anurie cholérique.

Remarquons que cette élimination cutanée a toujours été un phénomène ultime, sans bénéfice aucun pour le malade, précédant la mort de quelques heures et se montrant généralement pendant le coma.

Notre excellent maître, M. Dieulafoy, a vu de légères efflorescences apparaître sur le front de quelques albuminuriques aux périodes avancées de la maladie de Bright. Chez un urémique observé par Taylor, la face était saupoudrée d'un enduit pulvérulent dans lequel on put reconnaître des cristaux d'urée.

C'est en se basant sur la possibilité de provoquer par la diaphorèse et la salivation une élimination supplémentaire d'urée dans l'insuffisance rénale qu'on a tenté les injections de pilocarpine dans l'urémie et l'éclampsie.

Rendu a obtenu des résultats favorables dans sept cas de néphrites aiguës ou chroniques. Mais dans un cas de néphrite interstitielle avec hypertrophie cardiaque, le jaborandi a eu pour conséquence la suppression presque complète des urines et l'apparition de phénomènes d'urémie lente.

Boegehold, dans trois cas de convulsions éclamptiques dans la convalescence de la scarlatine, aurait eu trois guérisons ; dans trois cas d'urémie consécutive à des néphrites chroniques, une mort et deux améliorations ; une guérison dans un cas d'éclampsie puerpérale.

Goltommer (de Pesth) s'est servi avec succès de la pilocarpine dans trois cas de convulsions éclamptiques, une puerpérale, une scarlatineuse et une urémique.

Semmola, Demme, Lorber ont vu, sous l'influence d'injections de pilocarpine, la cessation d'accidents urémiques graves, notamment dans la scarlatine.

Demme, pour éviter le collapsus, administre du cognac et fait précéder la pilocarpine d'une injection d'éther.

Brun pratiquant une injection de pilcoarpine chez un tuberculeux atteint de néphrite avec accidents urémiques, obtint la cessation de la crise convulsive, mais une demi heure après, son malade tombait dans le collapsus, et on ne put le rappeler à la vie qu'avec les excitations les plus énergiques.

Sliounine, Bidder, rapportent également des faits de cessation de crises convulsives dans l'éclampsie puerpérale sous l'influence de la pilocarpine.

Contani aurait obtenu de bons effets dans la néphrite chronique; cependant, l'œdème et l'albuminurie n'ont pas été modifiés, et un de ses malades n'a pu supporter la médication.

Nous rapportons une observation de Debove et Dreyfous et trois faits personnels dans lesquels l'analyse permet de se rendre un compte plus exact des résultats.

Obs. VII. Debove et Dreyfous (résumée). — Femme de 70 ans. Cancer de l'utérus; anurie; urémie. Injection de 0,02 de nitrate de pilocarpine.

La sueur, très peu abondante, n'a pu être recueillie ; aucune efflorescence ne s'est montrée sur la peau.

On recueille 400 gr. de salive contenant 5 gr. 0/00 d'urée, analyse faite par Yvon.

Une analyse comparative faite chez un sujet sain donna 0,156 d'urée.

Cependant, l'urée du sang n'a pas varié. On avait trouvé 2 gr. 64 0/00 avant l'injection et on a eu 2 gr. 66 après.

Le résultat thérapeutique a été nul.

M. Ritter (cité par Würtz, Chim. biol. p. 170) à trouvé 4 gr. 10 d'urée dans 120 c.c. de salive chez un urémique dont l'urine ne renfermait que de 3 à 7 gr. d'urée en 24 heures.

Obs. VIII (personnelle). — Femme, 30 ans. Hôpital Tenon. Crèche, lit n° 6. Srevice de M. Gerin-Roze. 1881, octobre.

Dyspnée urémique ; urines foncées, rares, très albumineuses.

14 octobre. Je pratique une injection de 0,02 nitrate de pilocarpine.

Sueur rapide au visage, très peu sur le corps. Pas d'efflorescence cutanée. Je recueille avec mon manchon appliqué au bras 10 cent. cube de sueur contenant 2 gr. 565 d'urée par litre.

La salivation est plus tardive que d'habitude. Quantité rendue : 280 cc. contenant 0,39 d'urée pour mille.

Les urines sont rares ; on ne peut en recueillir depuis la veille. La quantité d'urée était alors de 5 gr. 0/00.

La malade paraît soulagée après l'injection. On en pratique une deuxième le lendemain. Pas d'analyse.

Le 16. On peut recueillir 200 cc. d'urine, foncée, trouble, très albumineuse, ne renfermant que 5 gr. 30 d'urée par litre.

L'amélioration s'accentue les jours suivants ; la malade ne succombe que plus tard aux progrès de la néphrite.

Obs. VIII (personnelle). — Homme. Hôpital Tenon. Service de M. Sevestre. Décembre 1881.

Néphrite interstitielle. Urémie ; anurie complète depuis vingt-quatre heures. Hypothermie. Dyspnée.

Le matin, on injecte 0,02 nitrate pilocarpine sans résultat. Pas de sueur, pas de salive.

Le soir, j'injecte 0,03 nitrate pilocarpine. Pas de sueur, pas d'efflorescence cutanée. Le malade est froid, presque agonisant.

Salive rare, épaisse ; le malade n'en rend que six centimètres cubes.

Mort une heure après l'injection faite in extremis. La salive contient 2 gr. 80 d'urée par litre.

Obs. X (personnelle). — Louis Lej..., serrurier, 71 ans. Octobre 1881. Hôpital Tenon, salle Saint-Augustin, service de M. Huchard, n° 2.

Néphrite chronique interstitielle depuis plus d'un an. Albuminurie. Hypertrophie cardiaque avec bruit de galop.

Urémie dyspnéique. Respiration de Cheyne-Stokes. Température, 37°. Pas d'ammoniaque dans l'air expiré.

Depuis la dypsnée, les urines, qui étaient claires et abondantes, sont devenues rares, foncées, très albumineuses.

Du 16 au 17 oct. Urine, 550 cc.
Urée 0/00 15,50 soit 8,52 en vingt-quatre heures.

Du 17 au 18. Urine, 800 cc.
Urée 0/0 17 gr. soit 13,60 en vingt-quatre heures.

Le 17 au soir. Injection de 0,02 nitrate pilocarpine.

Sueurs assez abondantes à la face, très peu sur le corps ; pas d'efflorescence. Dans le manchon, je ne recueille que quelques gouttes troubles épaisses.

Salivation presque nulle.

Le 18, matin. Injection de 0,03 nitrate pilocarpine. Sueurs abondantes à la face ; très peu sur le corps. Pas d'efflorescence. Dans le manchon (bras gauche), je n'obtiens que trois centimètres cubes de sueur après filtration contenant 2 gr 50 d'urée pour millle.

Salivation peu abondante, visqueuse, 20 cc. contenant 0,69 d'urée 0/00.

Ces observations nous montrent que bien que la quantité pour mille d'urée ait pu être augmentée, surtout dans la salive (obs. VII et IX), l'élimination totale obtenue par cette voie a été insignifiante.

Il résulte de l'ensemble de ces documents que si la pilocarpine a paru donner entre les mains de quelques expérimentateurs des résultats favorables dans les accidents urémiques, son action curative n'en demeure pas moins contestable et son emploi souvent dangereux par le collapsus qu'elle peut déterminer. La pilocarpine dans l'urémie et chez les brightiques en général, agit moins bien que dans les conditions normales, la salivation et la sueur sont peu abondantes, parfois nulles ; il faut augmenter la dose de pilocarpine pour obtenir un effet et, même alors, la sueur peut manquer et des phénomènes d'intolérance survenir. Or, l'élimination d'urée ou de tout autre extractif obtenu dans ces conditions est bien minime, réellement insignifiante par rapport à celle qu'aurait dû entraîner l'urine et qui reste dans l'économie. La pilocarpine elle-même, introduite dans cet organisme déjà saturé de déchets est plus difficilement éliminée et peut créer par sa présence un danger de plus. Nous pensons donc que la tentative de provoquer par la peau ou la salive une élimination dérivatrice dans l'urémie est d'une utilité douteuse, et qu'il vaudrait peut-être mieux préférer à la pilocarpine la sudation par l'étuve ou l'enveloppement.

Une autre contre-indication à l'emploi de la pilocarpine dans l'urémie résulterait de ce fait que son administration paraît diminuer la somme d'urée excrétée dans les vingt-quatre heures. L'urée diminue dans l'urine, et cette diminution n'est pas compensée par l'élimination sudorale et salivaire. Ainsi, d'après A. Robin, la diminution de l'urée de l'urine des vingt-quatre heures serait de 3 grammes après une sudation moyenne; or, la sueur et la salive en ayant éliminé environ 1 gramme, il en résulterait un déficit de 2 grammes. Robin rattache le fait à une diminution des combustions organiques par la pilocarpine; mais nous pensons qu'il s'agit plutôt d'un défaut d'élimination, car un fait semblable se produit avec les chlorures qui sont indépendants des combustions organiques. Ce défaut d'élimination nous paraît s'expliquer par la spoliation aqueuse faite au détriment du rein par des surfaces qui éliminent infiniment moins que lui.

Remarquons enfin que la plupart des résultats favorables de la pilocarpine ont été obtenus dans des accidents éclamptiques où l'urémie vraie n'est peut-être pas toujours en cause, et qu'alors la pilocarpine en abaissant la tension artérielle a pu produire sur les centres nerveux un effet thérapeutique réel et amener la fin des crises convulsives.

II. — *Acide urique.*

L'acide urique n'a jamais été signalé dans la salive.

Dans la sueur des goutteux, plusieurs auteurs auraient trouvé de l'acide urique. Il paraîtrait se déposer parfois à la surface de la peau sous l'aspect d'une efflorescence blanche, analogue au givre d'urée; mais ces faits ne doivent être acceptés qu'avec réserve, en l'absence d'analyse rigoureuse.

Wolf aurait rencontré de l'acide urique dans la sueur d'un goutteux, atteint de la pierre ; Mayer (de Modras) rapporte un fait semblable. Golding Bird dit avoir vu chez un goutteux, la surface desséchée d'un eczéma se couvrir d'une sorte de givre.

Stark aurait décelé l'acide urique dans la sueur des rhumatisants.

Garrod conteste la valeur de ces observations. Dans celle de Mayer, un vésicatoire avait été appliqué sur le dos et, la sérosité se mêlant à la sueur, a dû fausser les résultats. Dans celle de Bird, il n'y a pas eu d'analyse chimique. Swediaur se borne également à signaler une efflorescence analogue à de la farine sur la peau d'un goutteux invétéré; aucune analyse n'a été faite.

Nous donnons, en les résumant, les observations plus complètes de Petit, qui a décelé de faibles traces d'acide urique, et celles de Garrod, qui sont négatives.

Obs. XI. Ch. Petit (résumée).—Homme de 56 ans. Goutteux depuis l'âge de 24 ans.

A la suite d'un accès, on recueillit la substance blanche qui s'était déposée sur la main, comme une sorte de givre. L'analyse, faite par O. Henry, a montré qu'elle renfermait environ 4/5 de son poids de substances albuminoïdes ; le reste était un mélange de lactates, phosphates, chlorure de sodium, sels de chaux, et on a pu y déceler des traces faibles, mais appréciables, d'urate de soude.

Chez un second goutteux, la matière blanche pulvérulente fut recueillie sur la poitrine ; sur un troisième, sur le dos du pied. L'analyse faite par Henry décela également de très faibles traces d'urate de soude.

Garrod fait remarquer qu'une cause d'erreur a pu se glisser dans ces observations ; ces malades avaient probablement des dépôts tophacés aux pieds et aux mains, et il est possible que quelques parcelles de ces dépôts, souvent très superficiels, se soient détachées avec l'épiderme. En s'entourant de toutes les précautions, Garrod n'a pu trouver d'acide urique dans la sueur des goutteux.

Obs. XII. (Garrod). — Je fis choix, dit-il, d'un malade sujet à la goutte depuis longtemps et actuellement en proie à uu violent accès. On remarquait chez lui plusieurs tophus et concrétions d'urate de soude. Le sang était riche en acide urique. Plusieurs feuilles de papier buvard de couleur blanche furent plongées dans une faible solution de potasse, puis appliquées sur la peau de l'abdomen. On les y maintint pendant trente heures environ au moyen d'une toile cirée. Au bout de ce temps, le papier présenta une réaction acide ; il était fortement imprégné de sueur. On le traita par l'alcool rectifié, puis par l'eau chaude ; la solution aqueuse fut ensuite évaporée et on chercha avec le plus grand soin si elle renfermait de l'acide urique. Mais on ne put obtenir la réaction pourpre de la murexide et il ne se forma pas de cristaux par l'addition d'acide nitrique.

Obs. XIII. Garrod (résumée). — Homme fortement éprouvé par la goutte et présentant sur plusieurs points du corps de volumineuses concrétions d'urate de soude. L'articulation tarso-métatarsienne du gros orteil est surtout affectée; l'épiderme en est très épaissi. Un morceau de cet épiderme est détaché, macéré dans l'alcool, puis épuisé par l'eau chaude.

L'examen de cette solution fit découvrir quelques cristaux d'acide urique. D'après l'auteur, ils pourraient provenir du dépôt tophacé dont le siège est très superficiel.

Obs. XIV. Garrod (résumée). — Pendant un accès de goutte aiguë, la main, le bras et l'avant-bras du malade sont placés dans un large bocal de verre, hermétiquement fermé par un anneau de caoutchouc. On put recueillir 8 à 10 gr. de sueur qui fut soumise à l'analyse. On n'y trouva pas d'acide urique, mais une grande quantité d'oxalate de chaux.

Cette observation est fort intéressante, puisqu'elle nous montre l'élimination par la sueur d'un corps que sa constitution chimique et son histoire physiologique rapprochent de l'acide urique dont il peut provenir par dédoublement.

R. Sim, cité par Ch. Robin, a vu, comme Garrod, de l'oxalate de chaux dans la sueur d'un goutteux, après ses attaques.

Martini et Ubaldini se sont assurés que la sueur d'un goutteux, exposé dans un sudatorium, ne contenait pas trace d'acide urique, ni au voisinage des jointures affectées, ni dans les parties éloignées, tandis qu'on en trouvait en abondance dans les urines.

Rappelons, en terminant, que l'acide sudorique ou hydrotique, décrit par Favre, est un acide azoté qui renferme la même proportion de carbone que l'acide urique et la xanthine, mais moins riche en azote. On en trouverait dans la sueur, d'après Favre, de 1.60 à 1,70 par litre.

Il représente dans la sueur normale un des modes d'élimination de l'azote; élimination bien faible, il est vrai, mais qui, dans certaines conditions, pourrait peut-être prendre quelque importance.

Quant à l'acide urique lui-même, il ne paraît pas passer dans la sueur ou n'y apparaîtrait qu'à l'état de traces.

Lehmann a observé qu'à la suite de sueurs abondantes, on voyait diminuer l'acide urique dans les urines, bien qu'on ne pût constater d'urates dans la sueur.

III. — *Acide hippurique.*

On sait, depuis les recherches de Ure, que l'acide benzoïde ingéré fixe du glycocolle dans l'organisme et passe dans les urines à l'état d'acide hippurique.

Chez les herbivores, cette transformation constitue un mode très important d'élimination pour l'azote ; chez l'homme, la quantité d'acide hippurique éliminée par les urines est, d'après les recherches que nous avons faites avec notre ami Chéron, plus considérable qu'on ne le croit généralement.

Les auteurs diffèrent relativement au point où se ferait la fixation du glycocolle, et plusieurs pensent que ce serait dans le rein même. Cette hypothèse paraît peu acceptable *a priori*, quand on songe au rôle purement éliminateur du rein et aux expériences si convaincantes de Gréhant pour l'urée, dont on avait également attribué la formation au parenchyme rénal ; il y a lieu de la rejeter, s'il est prouvé qu'après l'ingestion d'acide benzoïque, on peut retrouver de l'acide hippurique dans d'autres sécrétions que dans l'urine.

Verdeil et Dolfuss ont signalé la présence de l'acide hippurique dans le sang des herbivores, ainsi que dans la sueur, à la suite de l'administration d'acide benzoïque.

Ces résultats n'ont pas été confirmés par G. Meissner et Shepard. Meissner n'a pas retrouvé l'acide hippurique dans la salive et la sueur après ingestion d'acide benzoïque ; quand le sujet avait exécuté de violents mouvements, il trouvait dans la salive et la sueur de l'acide succinique qui paraîtrait résulter alors d'une oxydation de l'acide benzoïque.

Hope Seyler dit que « l'acide hippurique apparaît dans la sueur et les desquamations de la peau, à la suite de l'ingestion de l'acide benzoïque. »

D'après Gorup-Besanez, il passerait dans la sueur partiellement transformé en acide hippurique.

A. Gautier déclare que « l'acide hippurique apparaît dans les sueurs comme dans les urines de ceux qui font usage de l'acide benzoïque et, sans doute aussi, après l'ingestion de certains fruits, ou même chez les malades soumis à la diète lactée. »

Plus récemment, Hoffmann (de Darmstadt), cité par Schlagenhaufen, ingéra 1 gramme de benzoate de soude et 1 gramme de chlorhydrate de glycocolle. Il prit un bain de vapeur et recueillit sa sueur avec des éponges. Il ne put y trouver ni acide hippurique, ni acide benzoïque, ni glycocolle.

La question est donc controversée. Pensant que les doses ingérées n'étaient pas toujours suffisantes, et que dans les recherches analytiques des manipulations longues et compliquées avaient pu permettre à des fermentations secondaires de s'établir, nous avons fait l'expérience suivante, dans laquelle la recherche de l'acide a été faite par la méthode préconisée récemment par Cazeneuve. (*Revue mensuelle de médecine*, 1879.)

Obs. XV (personnelle). — Le 29 novembre 1883, nous ingérons dans le courant de la journée 6 gr. de benzoate de soude en solution.

Le soir, à onze heures, nous nous pratiquons une injection de 0,02 nitrate de pilocarpine, et nous recueillons 4,50 cc. de salive.

Le lendemain, cette salive est évaporée au bain-marie en consistance sirupeuse, puis mélangée avec du plâtre et 20 cc. d'acide acétique. L'évaporation est continuée jusqu'à dessiccaion parfaite.

Le résidu est pulvérisé, puis introduit dans un appareil à déplacement où l'on fait passer un courant d'éther pendant une dizaine d'heures.

L'appareil dont nous nous sommes servi est une modification due à Brewer de celui de Cazeneuve.

L'éther recueilli est soumis à la distillation. Le résidu renferme l'acide cherché mêlé à une substance jaune, visqueuse, résinoïde, à odeur forte et âcre rappelant celle de la térébenthine, très soluble dans l'éther qu'elle colore en jaune, soluble dans l'alcool, insoluble dans l'eau.

On reprend le résidu par l'eau, on filtre et on concentre au bain-marie.

Le liquide concentré répand pendant son évaporation l'odeur laiteuse caractéristique des composés benzoïques, et laisse déposer par le refroidissement de petits cristaux qui présentent les caractères suivants :

A l'examen microscopique : Rosettes de lamelles losangiques et houppes d'aiguilles dans la solution chaude refroidie ; puis, dans la même solution abandonnée à l'évaporation spontanée, apparition de cristaux plus volumineux isolés ou groupés en étoiles, et présentant l'aspect caractéristique de longs prismes à quatre pans, à extrémités terminées par deux facettes.

Chauffés dans un tube avec de l'acide azotique, puis évaporés à sec, ils dégagent l'odeur de nitro-benzine.

Chauffés fortement dans un tube avec de la chaux sodée, ils dégagent de l'ammoniaque.

Nous devons donc les considérer comme formés en tout en partie par de l'acide hippurique.

IV. — *Albumine.*

Nous avons vu qu'à l'état normal, la *salive* renferme des substances albuminoïdes précipitables par la chaleur et l'acide acétique. L'acide nitrique produit une zone opalescente d'albumine dans la salive filtrée obtenue par la pilocarpine. D'après Jacubowitz, la salive normale ne contient que des traces d'albumine, mais cette quantité s'élèverait beaucoup dans le ptyalisme mercuriel.

Selon Vulpian, la quantité d'albumine augmenterait dans la salive des brightiques albuminuriques. Chez deux malades de Strauss, Degraève, pharmacien en chef, a évalué dans la salive obtenue par la pilocarpine la quantité d'albumine précipitable par la chaleur et l'acide azotique. Chez l'un, atteint de néphrite parenchymateuse, l'analyse a donné : mucine 0.253 ; albumine 0.182 0/00 ; chez l'autre, atteint d'albuminurie d'origine cardiaque : mucine 0.45, albumine 0.145 0/00. Chez un homme bien portant, on avait trouvé : Mucine 0.320, albumine 0,05. Le fait a été confirmé par Pouchet, qui donne des chiffres beaucoup plus élevés :

Obs. XV. Pouchet (résumée).—Femme. Néphrite parenchymateuse. Albuminurie.

Première injection de pilocarpine :

Salive recueillie. . . .	328 gr.
Albumine.	2.57 0/00

Deuxième injection :

Salive recueillie. . . . 143 gr.
Albumine. 1.98 0/00

La *sueur*, à l'état normal, ne renferme pas d'albumine ou n'en présenterait que des traces. Nous n'en avons jamais trouvé dans la sueur provoquée par la pilocarpine.

Anselmino a signalé des traces d'albumine dans la sueur d'un malade atteint de rhumatisme articulaire aigu.

Stark aurait vu de l'albumine dans la sueur de malades atteints de fièvre typhoïde ; dans la sueur de la fièvre hectique ; dans les sueurs froides de l'agonie.

Leube en a décelé de faibles quantités dans des sueurs provoquées par l'enveloppement dans des couvertures de laine. Sa présence n'est pas constante et serait, d'après l'auteur, la conséquence d'une sorte d'hyperhémie cutanée comparable à la congestion rénale.

Crammer dit avoir trouvé de l'albumine dans la sueur d'un brightique. D'après Semmola, l'albumine passerait dans la sueur des brightiques et il invoque ce fait à l'appui de la théorie humorale.

Vulpian et Strauss n'ont pas vu d'albumine dans la sueur provoquée par la pilocarpine chez les brightiques.

Bergeron et Lemattre n'en ont pas rencontré dans la sueur obtenue au moyen de l'étuve chez un malade atteint de néphrite parenchymateuse depuis trois mois, ni dans celle d'un homme atteint d'albuminurie syphilitique d'origine rénale.

On peut se demander, relativement au passage de l'albumine dans la sueur et la salive, s'il n'y aurait pas lieu d'établir des distinctions selon la variété d'albuminurie.

Depuis longtemps, on a admis que celle-ci pouvait se produire dans deux conditions très différentes : l'une, d'ordre physique, se lie à des troubles circulatoires ou à des lésions des reins qui laissent passer l'albumine du sang; l'autre, d'ordre chimique, reconnaîtrait pour cause un état particulier des albumines du sang qui deviendraient plus diffusibles ou irritantes pour le rein.

On a cherché des réactions qui permettraient de différencier dans l'urine ces deux groupes d'albumine. L'ancienne réaction d'Icery a été abandonnée, bien qu'une thèse récente ait proposé un procédé analogue à l'aide des liqueurs cupropotassiques. Plus récemment, le professeur Bouchard avait cru pouvoir établir une distinction d'après le degré de rétractilité de l'albumine coagulée; mais les recherches de Lepine ont montré la part qu'il fallait faire au liquide ambiant et M. Bouchard lui-même paraît abandonner cette idée. Notre collègue Capitan son élève, a montré qu'une albumine non rétractile devient rétractile après concentration du liquide dans le vide. Nous même, nous avons reconnu depuis longtemps combien il était facile, en variant les conditions du milieu, de provoquer la rétraction d'une albumine non rétractile. Nous pensons cependant que cette idée ne doit pas être abandonnée, mais que les phénomènes sont plus complexes qu'on a pu le croire au premier abord.

On a cherché également un caractère dans le degré de diffusibilité des albumines. D'après Lepine, l'albumine des brightiques serait plus diffusible pendant la période de digestion que pendant celle de jeûne.

Les différences du pouvoir rotatoire sont d'une interprétation trop délicate pour donner des résultats qualitatifs. L'albumine urinaire étant souvent le mélange de plusieurs variétés.

Terreil a dit que le coagulum produit par l'alcool se redissout plus aisément pour les albumines transitoires des maladies aiguës que pour celles des néphrites chroniques.

En somme, la question est encore pleine d'obscurités ; ce qui ne doit point surprendre, car la constitution des matières albuminoïdes n'est pas connue et leur histoire chimique et physiologique à peine ébauchée.

Les variétés les mieux définies d'albumines observées dans les urines sont la sérine et la paraglobuline D'après Lépine et Estelle, leur quantité relative serait généralement proportionnelle à celle du sang. D'après Gottwald, la paraglobuline serait moins diffusible que la sérine.

Quelques variétés rares ont été signalées : telles que le propeptone ou himialbuminose de Kühne et Salkowsky, probablement identique à l'albumine hydratée de Bence Jones non coagulée par la chaleur, mais coagulable à froid par l'acide azotique. Nous avons rencontré quelquefois cette variété d'albumine. Puis une substance analogue à la caséine, l'urocaséine, précipitable par l'acide acétique (Moore). Enfin, des peptones et des ferments diastasiques (Harley; Béchamp).

Nous avons cherché l'albumine dans la sueur de malades dont l'albuminurie reconnaissait des causes diverses et que cette cause parût être d'origine organique, dyscrasique ou mécanique, nous n'avons pas constaté le passage de l'albumine dans la sueur. De plus, dans les cas que nous avons observés, nous n'avons pas constaté l'augmentation de l'albumine normale de la salive signalée par Vulpian et Pouchet.

Il faut donc admettre que, quel que soit le mécanisme et la nature de l'albuminurie, il y a pour le rein des conditions d'opportunité particulières qui n'existent pas pour les autres voies d'excrétion et qui paraissent résider dans la vulnérabilité anatomique ou fonctionnelle de l'épithélium glomérulaire, soit primitive, soit consécutive à l'irritation produite par les altérations humorales (1).

Technique. — Pour la *salive*, nous avons employé la méthode suivante :

Aciduler à l'acide acétique et filtrer pour séparer la mucine. Saturer le liquide clair de la filtration par du sulfate de soude en cristaux. Laisser reposer vingt-quatre heures et filtrer jusqu'à ce que le liquide passe absolument limpide. Porter à l'ébullition ; il se forme alors une opalescence générale du liquide.

Mais, pour que l'albumine se rétracte en flocons capables d'être retenus par le filtre, il faut concentrer un peu le liquide au bain-marie.

On reçoit le coagulum sur un petit filtre soigneusement lavé et taré. On lave le coagulum à l'eau tiède jusqu'à ce que l'eau de lavage, déposée doucement à la surface d'une solution de chlorure de Baryum, ne donne aucun louche au point d'intersection. Ce lavage, pour être complet, doit être très prolongé.

On dessèche à l'étuve ; on laisse refroidir dans un dessiccateur sur l'acide sulfurique. On pèse entre deux verres de montre tarés, sur une balance sensible au dixième de milligramme, et on n'accepte le résultat que lorsqu'il n'y a plus de variations de poids entre deux dessiccations successives.

Pour la *sueur*, l'essai le plus sensible consiste à laisser couler doucement le liquide filtré clair à la surface du réactif iodo-mercurique de Tanret versé au fond d'un tube. La moindre trace d'albumine déterminerait au point d'intersection un louche qui ne disparaît pas par la chaleur.

Lorsque la sueur a été obtenue par la pilocarpine, on obtient toujours un léger louche qui disparaît rapidement par la cha-

(1) Consulter sur les rapports de l'albuminurie avec l'épithélium glomérulaire, Nusbaum, Revue mensuelle. 1880 ; Ribbert, Néphrite et albuminurie, p. 22 ; Lépine, additions à la traduction de Bartels.

leur et qui est sans doute l'indice de l'élimination cutanée de l'alcaloïde.

On complète ces résultats par les essais au réactif acéto-picrique d'Esbach, à l'acide nitrique et à la chaleur.

A. *Essai préliminaire.* — *Sujet normal.*

Obs. XVI (personnelle). — Homme 30 ans. Salle Andral n° 35, hôpital Saint-Antoine. Arthrite chronique du genou; urines non albumineuses.

Injection de 0,02 nitropilocarpine.
Salive recueillie, 325 cc.
Albumine pour 325 cc., 0,0395.
Albumine 0/00, 0,122.

Après la pesée, le filtre est soumis aux deux essais suivants pour vérifier la nature albumineuse du précipité : Une moitié est mise dans le réactif nitro-mercurique de Millon et chauffée au bain-marie; elle se colore en rouge de sang intense. L'autre moitié, humectée avec de l'acide azotique, se colore en jaune et la teinte jaune devient orangée par l'addition d'ammoniaque.

B. *Albuminurie brightique.*

Obs. XVII. — Pofher (Louis), 56 ans, journalier, entré le 17 août 1883, salle Andral, n° 4, hôpital Saint-Antoine, service de M. Dieulafoy.

Mal de Bright avec prédominance des symptômes attribués à la néphrite interstitielle.

6 octobre 1883. *Urines.* Quantité, 1,500 cc. Albumine par 24 h., 2 gr. Injection de 0,02 nitr. pilocarpine.

Salive. Très peu d'albumine; pas de dosage.

Sueur. Pas d'albumine au réactif Tanret sur 2 cc. après filtration.

Le 9. *Urines.* Quantité, 1,500 cc. Albumine des 24 h., 2 gr. Injection de 0,03 nitr. pilocarpine.

Sueur. 10 cc. après filtration. Pas d'albumine aux réactifs Tanret, Esbach, et à l'acide nitrique.

Salive. 125 cc. renferment 0,0105 d'albumine, soit albumine 0/00, 0,084.

Obs. XVIII (personnelle). — Joller (Hipp.), 34 ans, papetier, entré le 24 août 1883, hôpital Saint-Antoine, salle Andral, n° 8, service de M. Dieulafoy.

Mal de Bright avec prédominance des symptômes attribués à la néphrite parenchymateuse.

14 octobre. *Urines* 3 litres. Color. 3. Très albumineuses. Injection de 0,02 nitr. pilocarpine.

Salive. 100 cc. renferment 0,009 albumine, soit albumine 0/00, 0,09.

Urée de la salive, 0,318 0/00.

Sueurs insuffisantes.

Le 16. *Urines* 3 litres, color. 3; albumine des 24 heures, 10 grammes.

Injection de 0,03 nitr. pilocarpine.

Salive. 200 cc. renferment 0,016 d'albumine, soit 0,08 0/00.

Sueurs insuffisantes.

Obs. XIX (personnelle). — Hôpital Tenon, service de M. Huchard, salle Saint-Augustin, n° 17, décembre 1880.

Mal de Bright avec prédominance des signes attribués à la néphrite parenchymateuse.

Urines foncées, denses, peu abondantes, très albumineuses. Injection de 0,02 nitr. pilocarpine.

Sueur. Pas d'albumine.

Salive. Très peu d'albumine; pas de dosage.

Obs. XX (personnelle). — Hôpital Saint-Antoine, service de M. Dieulafoy, salle Andral, n° 35 *bis*. Guidon (Joseph), 40 ans, doreur.

Ancien mal de Bright datant de deux ans et demi. En mai dernier, l'urine renfermait environ 2 gr. en 24 heures; depuis le mois de juillet, il n'y en a plus trace, sauf à de rares intervalles. Purpura et œdème en août. Actuellement pollakiurie, polyurie ; crampes et fourmillements.

18 octobre. Régime, 4 degrés.

Urines, 2,500 cc., color. 4, dens. 1015. Pas d'albumine. Injection de 0,02 nitr. pilocarpine.

Salive. Quantité rendue, 150 cc. 130 cc. renferment 0,007 albumine, soit 0,054 0/00.

Sueurs insuffisantes.

9 décembre. Même régime.

Urines 2,300 cc., color. 4. Pas d'albumine. Injection de 0,02 nitr. pilocarpine.

Sueur. On recueille 20 cc. après filtration. Pas trace d'albumine.

10 cc. de cette sueur dégagent 2,62 Az après corrections. Valeur en urée, 0,77 0/00.

Salive. Quantité rendue, 450 cc.

Urée pour 1000 = 0,22. L'analyse a été faite sur 100 cent. cub. par la méthode indiquée au paragraphe Urée.

C. *Albuminurie consécutive à la néphrite aiguë.*

Obs. XXI (personnelle). — Martin (Victor), 24 ans, cocher, entré le 10 octobre 1883, salle Andral, service de M. Dieulafoy.

Néphrite aiguë *a frigore* le 3 octobre avec fièvre, douleurs lombaires, œdème des jambes et bouffissure des paupières. Albuminurie.

21 octobre. Les urines sont claires et renferment 0,90 d'albumine par litre.

4 novembre. Urines claires, color. 3. Albumine par litre, 0,75. soit 2 gr. pour 24 h.; pas d'urohématine.

Injection de 0,03 nitr. pilocarpine.

Sueurs insuffisantes.

Salive rendue, 250 cc.

130 cc., traités par l'acide acétique et le sulfate de soude selon la méthode indiquée, renferment 0,019 albumine, soit 0,146 0/00.

D'autre part 60 cc., après séparation de la mucine par l'acide acétique, sont précipités par 4 vol. d'alcool à 90° et donnent après trois jours de repos :

Urée. 0,95 0/00
Albumine . . . . 0,19 —

Pour ce dosage, on a recueilli le coagulum formé par l'alcool sur un filtre taré. On a lavé à l'alcool à 90°, puis on a dissocié dans de l'eau distillée, porté à l'ébullition, et recueilli le tout sur un second filtre taré. Lavage à l'eau distillée. On retranche de la pesée le poids des deux filtres.

Le 6. Urines 3 litres, color. 3. Albumine par litre 0,75, soit 2 gr. 15 pour 24 heures.

Le 11. Urines, 2,400; albumine des 24 h., 2 gr. 50. Injection de 0,03 nitr. pilocarpine.

Sueur. Pas d'albumine.

Salive rendue, 350 cc. environ.

250 cc. renferment 0,02, soit 0,08 0/00.

D. *Albuminurie par dégénérescence rénale.*

Obs. XXII (personnelle). — Guillochon, n° 14, salle Andral, hôpital Saint-Antoine, service de M. Dieulafoy.

Pleurésie purulente en 1881. Empyème. Suppuration prolongée. Cicatrisation complète actuellement.

Urines abondantes, très albumineuses; pas d'œdème.

16 décembre. Urines 2,200 cc. color. 4. Albumine par litre 5 gr. 80, soit 12 gr. 76 en 24 heures. Injection de 0,02 nitr. pilocarpine.

Salive rendue, 180 cc.

135 cc. renferment 0,0145 albumine, soit 0,108 0/00.

Sueurs insuffisantes.

Le 20. Injection de 0,03 nitr. pilocarpine. Même quantité de salive; pas d'analyse. Sueurs insuffisantes.

E. *Albuminurie des cardiaques.*

Obs. XXIII (personnelle). — Redon (Jean), 34 ans, fumiste, entré le 10 septembre 1883, salle Andral, n° 33, hôpital Saint-Antoine, service de M. Dieulafoy.

Lésions mitrales; hypertrophie cardiaque; asystolie; souffle prolongé de la pointe; dyspnée; sueurs abondantes. Mort le 5 octobre.

30 septembre. Urines foncées, 800 cc., très albumineuses. L'albumine est incomplétement rétractile à froid par le réactif d'Esbach, complètement à chaud.

La sueur émise spontanément est recueillie à l'aide d'éponges fixées pendant la nuit sur la région lombaire.

On recueille 20 cc. de liquide louche, très faiblement acide, qui, après filtration, ne décèle aucune trace d'albumine par les réactifs Tanret, Esbach, l'acide nitrique et la chaleur.

F. *Albuminurie des fièvres.*

Obs. XXIV (personnelle). — Didier, 50 ans, journalier, entré le 7 octobre 1883, salle Andral, service de M. Dieulafoy.

Fièvre typhoïde d'intensité moyenne.

Au treizième jour de la maladie, la sueur est recueillie avec des éponges laissées pendant la nuit sur la région lombaire, recouvertes d'un taffetas gommé et maintenues par un bandage de corps.

La température du soir est 40,5, celle du matin 39°.

Les urines sont foncées, rouges; color. 5; très albumineuses. Quant. 1,100 cc., dens. 1016.

On recueille 5 cent. cub. de sueur après filtration qui ne présente aucun louche aux réactifs Tanret et Esbach. Donc, pas d'albumine.

Obs. XXV (personnelle). — Blanchard (Pierre), salle Andral, n° 3. Hôpital Saint-Antoine, service de M. Dieulafoy.

Fièvre typhoïde d'intensité moyenne.

5 octobre. Douzième jour de la maladie. Temp. soir, 39,2 temp. m., 38,6.

Urines rouges, albumineuses. Quant. 2,500.

(Quantité des boissons : 1 litre bouillon, 2 litres lait, 1 litre 1/2 de limonade vineuse; soit, 4,500.)

Sueur recueillie à l'aide d'éponges placées sur la région lombaire. Pas d'albumine au réactif Tanret. La quantité recueillie n'est que de 2 cc. après filtration.

Le 6. Urines 1,200. (Boissons 5,500; soit 3,000 lait, 1,500 vineuse, 1,000 bouillon.)

Même essai ; simple moiteur des éponges dont on ne peut exprimer de liquide.

Obs. XXVI (personnelle). — Daucausse, 21 ans. Salle Andral, n° 31, hôpital Saint-Antoine, service de M. Dieulafoy, décembre 1883.

Fièvre typhoïde grave. Taches le septième jour.

Soubresauts des tendons, délire. Urines foncées, albumineuses. Mort au vingtième jour.

Deux heures avant la mort, le corps se couvre d'une abondante sueur qui est recueillie avec une éponge, filtrée, et ne présente aucune trace d'albumine par les réactifs Tanret, Esbach et l'acide nitrique.

Nous n'avons pas trouvé d'albumine dans l'examen de la sueur spontanément émise d'une tuberculose aiguë à forme pneumonique (obs. LX).

V. — *Matières colorantes.*

La sueur et la salive, à l'état normal, sont incolores.

D'après Schottin, le résidu de la sueur repris par l'alcool laisse, après évaporation, une substance rose qui verdit par l'acide oxalique.

Parmi les couleurs accidentelles de la sueur, les unes paraissent dues à des microbes, les autres à l'élimination de pigments définis.

La sueur des aisselles est rougeâtre chez beaucoup de personnes ; plus rarement elle est bleue.

Les chromhydroses bleues ont été observées chez les névropathes (Michel), dans le tétanos (Rose, Schwarzenbach), dans quelques affections abdominales et hépatiques (1).

(1) On trouvera la relation de 38 cas de chromhydrose dans le Dublin Quart. Journ. Méd. sc., septembre 1870.

Plusieurs pigments ont été signalés dans les sueurs bleues :

L'indigotine par Bizio, la cyanourine par Ch. Robin, la pyocyanine par Schwarzenbach. Collmann y aurait vu des sels de fer.

Ce pigment bleu paraît avoir été, tantôt sécrété par les glandes sudoripares, où Ch. Robin et Ordonez ont pu le constater directement par l'examen microscopique ; tantôt sa présence se lie à celle de microbes chromogènes.

Les chromhydroses sont habituellement locales.

Le sang peut sourdre par les orifices glandulaires à la surface de la peau, et constituer les diverses variétés d'hématidroses, dont nous n'avons pas à parler.

La matière colorante du sang ne passe pas dans la salive ni dans la sueur ; en est-il de même lorsqu'il est imprégné de pigment biliaire, en cas d'ictère ?

Gorup Besanez semble admettre le passage du pigment biliaire dans la salive, mais il déclare qu'il n'existe que peu d'indications relativement à sa présence dans la sueur.

Hope Seyler dit que, malgré les observations contraires de Wright, la bilirubine ne paraît passer dans la salive.

A. Gautier dit également que, dans l'ictère, la sueur peut se colorer en jaune et tacher le linge.

Behrend aurait trouvé du pigment biliaire dans la sueur d'un malade atteint de fièvre typhoïde bilieuse.

Le professeur Vulpian a vu le pigment biliaire apparaître dans la salive parotidienne et sous-maxillaire d'un chien, dans la saphène duquel on avait injecté un peu de bile de bœuf filtrée et étendue d'eau. Il déclare, d'autre part, n'en avoir trouvé dans la salive des ictériques.

Nous n'avons jamais pu déceler le pigment biliaire, ni

dans la salive, ni dans la sueur des ictériques auxquels nous avions pratiqué des injections de pilocarpine, alors même que l'urine en renfermait de grandes proportions. Nous n'avons jamais observé, du reste, la moindre coloration dans toutes les sueurs et salives que nous avons examinées au cours de nos recherches.

Technique. — Essayer d'abord directement à produire la réaction de Gmelin avec l'acide nitrique nitreux dans la sueur et la salive préalablement filtrées. Puis agiter une portion du liquide dans une burette de Mohr avec les divers dissolvants suivants : chloroforme, sulfure de carbone, alcool amylique. Recueillir après repos le dissolvant, le filtrer, apprécier sa couleur et tenter sur lui la réaction de Gmelin.

Répéter le même essai après avoir acidulé le liquide par quelques gouttes d'acide acétique.

Il faut savoir que dans la sueur et la salive provoquées par la pilocarpine, l'acide nitrique produit souvent une légère teinte verdâtre qui n'apparaît qu'au bout de quelques minutes et est d'autant moins sensible que la filtration a été plus rigoureuse.

Obs. XXVII (personnelle). — Quillot, 30 ans, entré le 1er avril 1881, salle Saint-Augustin, n° 5 bis, hôpital Tenon, service de M. Huchard.

Ictère catarrhal datant de huit jours. Teinte ictérique très accusée de tout le tégument cutané. Pouls ralenti. Urines foncées, très riches en pigment bilaire.

Injection de 0,02 nitro pilocarpine.

Salive et sueur incolores ne présentant pas trace de pigment biliaire.

L'expérienee est répétée trois avec le même résultat négatif.

Les injections sont restées sans résultat sur la marche de l'ictère.

Obs. XXVIII (personnelle). — Hôpital Tenon. Salle Saint-Augustin, n° 5. Octobre 1881. Service de M. Huchard.

Ictère catarrhal; teinte jaune très accusée de la peau et des conjonctives. Urines foncées, ictériques, donnant nettement la réaction de Gmelin.

Les 9, 10, 11, 12 et 18 octobre, on pratique chaque jour une injection de 0,02 nitro pilocarpine.

La sueur et la salive sont incolores et ne renferment pas trace de pigment biliaire; la chemise n'est pas teintée par la sueur qui l'imprègne.

Pas de modification dans la marche de l'ictère.

Obs. XXIX (personnelle). — Br... (Joseph), entré le 25 février 1882, salle Bichat, n° 2. Hôpital Tenon. Service de M. Tenneson.

Ictère catarrhal intense datant de quinze jours. Teinte très jaune du tégument et des conjonctives. Urines très ictériques, riches en pigment biliaire. Selles argileuses.

Injections de nitro pilocarpine le 30 mars et le 5 avril.

La sueur et la salive sont incolores et ne présentent pas trace de pigment biliaire.

Obs. XXX (personnelle). — Hôpital Tenon. Service de M. Huchard. Salle Saint-Augustin. Cl... (Jules), 38 ans, tonnelier.

Cirrhose hipertrophiée avec ictère. Foie volumineux. Pas d'ascite. Teinte jaune vert olivâtre, très foncée des téguments et des conjonctives. Urines très riches en pigment biliaire. Héméralopie.

On essaie le traitement par les injections de pilocarpine. Tous les deux jours, injection le matin de 0,02.

La sueur et la salive recueillies chaque fois sont toujours incolores et ne présentent pas trace de pigment biliaire.

Pendant ces recherches un vésicatoire a été appliqué et nous avons constaté dans la sérosité de ce vésicatoire une grande quantité de pigment biliaire.

L'ictère n'a pas été modifié par les injections de pilocarpine;

la maladie a suivi son cours et la mort est survenue à la fin de l'année.

VI. — *Sucre.*

Il existe de grandes divergences entre les auteurs, relativement à l'élimination du sucre par la salive et la sueur chez les diabétiques.

Cl. Bernard, après avoir injecté 4 grammes de glucose en dissolution concentrée dans la veine jugulaire d'un chien, n'a pu en déceler dans la salive parotidienne. Il n'en a pas trouvé dans la salive expectorée par des diabétiques, du service de Rayer. Il en infère que le sucre de diabète ne s'élimine ni par la salive, ni par la sueur.

Pouchet, examinant la salive de diabétiques soumis au traitement arsenical, dans le service de Vulpian, n'a pu y trouver de sucre.

D'autre part, Lehmann, Nasse, Pavy, Jordeo, Koch ont pu observer parfois le passage du sucre de la salive.

Le professeur Vulpian, après avoir injecté un peu de glucose dans la saphène d'un chien, a vu le sucre apparaître dans la salive parotidienne et sous-maxillaire. Mais il n'en a pas trouvé chez les diabétiques dans la salive provoquée par la pilocarpine.

Beneke, Griesenger, Semmola, Bergeron et Lemattre, Koch, Flechter, Schottin, Mac Gregor, Vogel, Parkes ont vu du sucre dans la sueur des diabétiques ; tandis que Cl. Bernard, Lehmann, Külz, Erbstein, Müller, Ranke n'en ont jamais trouvé.

Le professeur Brouardel (cité par Bouveret), a vü le gilet de flanelle d'un diabétique tellement imprégné de sucre, qu'il en était comme empesé. Vogel aurait été témoin d'un cas semblable.

D'après Griesenger, il y aurait un rapport inverse entre la proportion du sucre sudoral et celle du sucre urinaire.

Lécorché admet le passage du sucre dans la salive et la sueur dans certaines conditions, et explique ces divergences par les altérations que peut subir le glucose en s'éliminant. Le sucre peut éprouver la fermentation lactique, acétique, alcoolique; passer à l'état d'aldehyde, d'acétone, d'éthers composés.

La salive des diabétiques est souvent acide par la présence d'acide lactique ; on a remarqué que les altérations dentaires commençaient souvent par la deuxième molaire, au niveau de l'orifice du canal de Stenon. L'haleine a parfois une odeur éthérée, et les malades se plaignent d'un goût particulier. La sécrétion salivaire est du reste rare, la bouche sèche ; il est probable que les produits volatils viennent de l'exhalation pulmonaire.

Dans l'interprétation du goût sucré perçu par les malades, il faut tenir compte de l'élimination du glucose par le suc gastrique, et des expériences de Magendie, qui voyait se produire chez un animal des signes de dégoût à la suite de l'injection de substances amères dans le sang ; ces mêmes animaux se léchaient les lèvres avec satisfaction quand on avait injecté du bouillon dans leurs veines.

Latham a signalé une odeur de foin dans la sueur d'un diabétique, due probablement à quelque éther composé. Dans le coma diabétique, le malade exhale souvent une odeur pénétrante d'acétone (Kusmaul).

Mossler a trouvé de l'acétone dans la salive des diabétiques. Il prétend que c'est par les glandes salivaires et les reins que ce corps tend à s'éliminer.

Chez plusieurs diabétiques acétonuriques, Cornillon et Mallat (*Progrès méd.*, 22 déc. 1883) ont administré du jaborandi et ont examiné la salive. Chaque fois, le perchlorure de fer a produit la coloration rouge brun de Gerhardt, mais atténuée; quant à la teinte rose clair, elle n'a pu être obtenue avec l'acide sulfurique. Pour contrôler ces résultats, ils ont soumis au même traitement la salive de gens sains, et la coloration rouge brun s'est toujours produite aussi nettement que pour la salive diabétique. Les auteurs ne paraissent pas avoir songé à l'existence, depuis longtemps signalée, du sulfocyanure de potassium dans la salive normale. Les réactions de Gerhardt n'appartiennent du reste pas à l'acétone, mais à des dérivés mal déterminés.

Obs. XXXI. Bergeron et Lemattre. — Hôpital Saint-Louis. Mars 1863.

Glycosurie diabétique datant de huit mois. Urines abondantes, 3 à 4 litres par jour, renfermant une grande quantité de sucre.

Le malade est soumis aux fumigations; la sueur est recueillie et réduit abondamment la liqueur de Bareswill avec précipité rouge d'oxydule.

Le surlendemain, l'expérience est répétée avec le même résultat.

Obs. XXXII (personnelle). — Hôpital Saint-Antoine. Salle Corvisart, n° 2. Service de M. Dujardin-Beaumetz. Avril 1883. Femme 50 ans. Diabète à marche rapide, cachectisant. Polyurie abondante ; urines très riches en sucre.

Au moment de l'expérience : urines pâles, quantité, cinq litres en vingt-quatre heures ; sucre en vingt-quatre heures, 250 gr.

Injection de 0,02 nitro pilocarpine.

Salive abondante, visqueuse, opalescente. Elle est acidulée de quelques gouttes d'acide acétique, soumise à l'ébullition et filtrée. On concentre le liquide clair au bain-marie, au quart de son volume primitif. La liqueur de Fehling est faiblement réduite avec précipité orangé ; l'ébullition avec la potasse donne une légère coloration jaune brunâtre.

La sueur, extrêmement peu abondante, est recueillie à la surface du corps avec une éponge propre humectée d'un peu d'eau. Le liquide exprimé présente une faible quantité de sucre.

Obs. XXXIII (personnelle). — Maigret (Eugène), gaînier, 46 ans, entré le 14 novembre, salle Andral, hôpital Saint-Antoine, service de M. Dieulafoy.

Diabète datant de six à sept ans. Etat général bon.

Du 26 au 27. Sucre des vingt-quatre heures, 31 gr.

Régime azoté exclusif. Pas de médicaments.

Le 27 après midi. Injection de 0,02 nitro-pilocarpine.

Salive, neutre, environ 350 cc.

Une première portion est immédiatement soumise à l'ébullition après avoir été acidulée par l'acide acétique et saturée de sulfate de soude, selon la méthode préconisée par Cl. Bernard pour la recherche du sucre dans le sang.

Après ébullition, le liquide est concentré, puis filtré.

La liqueur de Fehling et la potasse n'y décèlent pas trace de sucre.

Une deuxième portion, acidulée par quelques gouttes d'acide acétique et filtrée est examinée séance tenante et ne présente pas de sucre.

Sueur, 20 cc. Pas trace de sucre.

Les urines du 27 au 28 renferment 35 gr. de sucre pour vingt-quatre heures ; celles du 28 au 29, 28 gr.

Le sucre diminue graduellement sous l'influence de l'alimentation azotée et disparaît complètement dans les urines dans le courant de janvier.

Les divergences relatives au passage du sucre dans la salive et la sueur nous paraissent s'expliquer par les deux faits suivants :

Le sucre passe difficilement dans la sueur, plus encore

dans la salive, et il n'y apparaît en quantité appréciable que chez les grands diabétiques. Les liquides dans lesquels on le recherche, surtout la salive, entraînent une grande quantité de microbes, et si l'on ne prend pas certaines précautions, le sucre peut disparaître rapidement par fermentation. Les substances albuminoïdes peuvent entraver la réduction.

D'après Cl. Bernard, le saccharose injecté dans le sang ne passe pas dans la salive.

VII. — *Substances diverses.*

On a signalé la leucine dans quelques salives pathologiques, notamment dans celle des hystériques.

Dewar et Gamgee disent avoir trouvé, dans la sueur d'un calculeux, un produit sulfuré qu'ils ont considéré comme étant de la cystine.

Plusieurs auteurs ont signalé des sueurs ammoniacales, notamment dans le typhus exanthématique, l'urémie et la goutte.

Piutti (d'Elgersbourg), cité par Ducazal, a trouvé une quantité assez élevée de sels ammoniacaux chez deux goutteux (chez l'un 0,5 phosphate ammoniaque et 0,5 acétate ammoniaque 0/00). Chez l'autre 0,8 phosphate ammoniaque et 0,6 acétate ammoniaque) ; et chez une fille paraplégique (1,10 phosphate ammoniaque et 0,5 acétate ammoniaque).

Cet ammoniaque paraît résulter d'une transformation de l'urée ; le fait était évident dans un cas rapporté par Deininger. D'après Andral, lorsque dans une maladie, l'acidité des sueurs augmente, on peut s'attendre à une amélioration prochaine. Il est probable que la transformation ammoniacale des produits azotés de la sueur a lieu à la surface de la peau par fermentation, et qu'elle est favorisée par l'abondance de la sécrétion, l'élévation de température et le défaut d'hygiène cutanée, conséquence à peu près fatale de toute maladie prolongée ; il ne faut donc pas en exagérer l'importance.

Quant aux éléments acides, il y aurait augmentation d'acide lactique dans la sueur des goutteux et des rhumatisants (Simon), chez les scrofuleux et les rachitiques (Stark), chez les prisonniers (Anselmino). Prout aurait décelé de l'acide acétique dans la sueur d'une fièvre hectique, et après une attaque de rhumatisme articulaire aigu. Cependant, en s'entourant de toutes les précautions voulues, Besnier a reconnu que la sueur, dans le rhumatisme articulaire aigu, reste neutre. La possibilité des fermentations à la surface de la peau, la transformation acide des produits sébacés, rendent la question difficile et complexe ; il ne faut admettre qu'avec réserve tout ce qui été dit à ce sujet.

CHAPITRE III.

De l'élimination par la sueur et la salive de principes introduits dans l'économie.

I. — *Métalloïdes.*

Chlore ; Iode ; Brome. — Nous avons vu que les chlorures existent en quantité assez considérable dans la sueur et la salive.

D'après A. Robin, la moyenne des chlorures éliminés par la salive provoquée par la pilocarpine serait de 1 gr. 40 0/00, chiffre plus élevé que celui qui a été donné par la salive spontanée.

Dans les affections fébriles, on sait que les chlorures diminuent dans l'urine ; il paraîtrait en être de même pour la salive et la sueur. Dans un cas observé par A. Robin, le total des chlorures éliminés par la sueur et la salive n'était que de 0,79 pour 450 de liquide, soit 1 gr. 40 0/00.

Le chlorate de potasse s'élimine en nature, et très rapidement par la salive ; il s'y montrerait, d'après Rabuteau, moins de cinq minutes après son absorption stomacale.

Cl. Bernard a constaté, depuis longtemps, le passage facile de l'iode dans la salive du chien. D'après Vulpian, il apparaîtrait dans la salive une dizaine de minutes après son injection dans le tissu cellulaire sous-cutané. Il est remarquable que, malgré l'analogie anatomique du pancréas avec les glandes salivaires, on n'ait jamais vu passer l'iode dans le suc pancréatique (Cl. Bernard ; Vulpian).

Rabuteau a reconnu dans la salive le passage des bromures et iodures; des iodates bromates, et chlorates alcalins ; les azotites.

D'après Kühne, ce sont les sels isomorphes aux chlorures qui passent le plus aisément dans la salive, et leur élimination s'effectue aux dépens d'une quantité équivalente de chlore, à laquelle ils se substituent. D'après Salkowsky, ces sels passent dans la salive en combinaison potassique; cette sécrétion étant élective pour le potassium.

La question est moins connue pour la sueur; Gorup Besanez dit qu'après l'administration d'iodure de potassium, on trouve de l'iode dans la sueur. Canta n'en aurait pas décelé. Bergeron et Lemattre n'ont pas constaté le passage de l'iode dans la sueur.

Obs. XXXIV (Bergeron et Lemattre). — Hôpital St-Louis, mars 1864. Rhumatisme chronique.

Depuis quatre jours, tous les matins, le malade prend 0,50 d'iodure de potassium.

Le cinquième jour, après la prise des 0,50 d'iodure, le malade est soumis à l'étuve.

On recueille 50 gr. de sueur. Le liquide, soumis à la réaction de l'amidon, ne donne aucune coloration bleue, tandis qu'on trouve l'iode en abondance dans la salive et dans l'urine.

Le lendemain, l'expérience est répétée; même résultat négatif pour la sueur.

Nous avons toujours trouvé l'iode et le brome dans la salive et la sueur provoquées par la pilocarpine, lorsque ces sels avaient été pris à dose suffisante.

Technique. — Filtrer le liquide, salive ou sueur. L'introduire dans une burette de Mohr avec quelques cent. cub. de sulfure de carbone. Ajouter un peu d'azotite d'ammoniaque et quelques gouttes d'acide sulfurique. Renverser une vingtaine de fois le tube fermé avec l'index alternativement en haut et en bas. Laisser reposer; le sulfure de carbone se dépose coloré en rose passant au violet, s'il s'agit d'iode, au jaune orangé passant au rouge dans le cas de brome.

Si les réactions ne sont pas évidentes, surtout avec la salive, évaporer à sec le liquide; calciner avec précaution au creuset de platine avec un peu de potasse pure; reprendre par l'eau distillée et chercher comme précédemment l'iode ou le brome dans le liquide limpide obtenu.

Pour contrôler le résultat, évaporer doucement le sulfure de carbone décanté et faire réagir sur l'eau d'amidon qui se colore en bleu dans le cas d'iode.

Obs. XXXV (personnelle). — Hôpital Tenon, salle Saint-Augustin, n° 5. Service de M. Huchard, août 1881.

Homme de 45 ans. Syphilis cérébrale; hémiplégie droite datant de trois mois.

Traitement : Frictions mercurielles et 5 gr. d'iodure de potassium par jour.

12 août. Injection de 0,02 nitr. pilocarpine.

Avec la salive, le sulfure de carbone se dépose coloré en beau rose violacé; avec la sueur, il est simplement teinté en rose.

L'iode passe donc dans la sueur et la salive.

Obs. XXXVI (personnelle). — Hôpital Tenon, salle Saint-Augustin, n° 4.

Syphilis cérébrale; hémiplégie gauche. Homme de 57 ans, entré le 17 août 1881.

Traitement : Frictions mercurielles et 5 gr. d'iodure de potassium par jour.

19 août. Injection de 0,02 nitr. pilocarpine.

Dans la sueur, le sulfure de carbone se dépose coloré en rouge pourpre violacé.

Dans la salive, il ne nous est pas possible de déceler une trace d'iode, même après calcination au creuset de platine de 180 cc. de salive réduits pour la recherche à 10 cent. cub.

Le 21. Même expérience.

Les résultats sont inverses. Il n'est pas possible de déceler une trace d'iode dans la sueur, tandis qu'on en trouve de la façon la plus nette dans la salive.

Le balancement d'élimination pour l'iode entre la sueur et la salive observée dans cette expérience, malgré la similitude absolue des procédés de recherche, est fort remarquable. Des faits de ce genre ont été observés pour l'élimination des médicaments par les urines.

Obs. XXXVII (personnelle). — Hôpital Tenon, salle Colin, n° 1, octobre 1881.

Jeune fille épileptique. Traitement par le bromure de potassium, 8 gr. en deux doses : 4 gr. le matin à six heures, 4 gr. le soir à six heures.

5 novembre. Injection de 0,02 nitr. pilocarpine.

Au lieu de trouver du brome dans la salive et la sueur, je reconnais de la façon la plus évidente dans ces deux sécrétions la présence de l'iode. J'apprends le lendemain que la malade a pris par erreur de l'iodure de potassium au lieu de bromure.

Le 20. Injection de pilocarpine.

Dans la salive, le sulfure de carbone se dépose coloré en rouge orangé. Dans la sueur, la coloration est moins intense qu'avec la salive.

Le brome passe donc dans la sueur et la salive.

Phosphore. — On a signalé des sueurs phosphorescentes chez les gens empoisonnés par le phosphore. La salive et la sueur présentent alors une odeur alliacée. Rabuteau a vu des sueurs phosphorescentes chez les animaux auxquels il avait injecté de l'huile phosphorée.

Le même auteur a reconnu, dans la salive, le passage des hypophosphites.

Quant aux phosphates, ils n'existent qu'à l'état de traces dans la sueur normale ; dans la salive, il y aurait, d'après Jacubowitsch, près d'un gramme pour mille de phosphates alcalins, et une petite quantité de phosphates terreux avec des traces de phosphate de fer. Nous n'avons pas constaté d'augmentation dans l'élimination des phosphates dans la sueur des tuberculeux (Obs. LXI et LXII).

Arsenic. — Lussana a pu déceler de faibles quantités d'arsenic dans la salive de chiens soumis à un traitement arsenical, et auxquels il avait injecté de la pilocarpine. Ces animaux ont très mal supporté ces injections, et la plupart ont succombé. Dans l'expérience VII, le dosage a donné 0,0011 d'acide arsénieux pour 50 gr. de salive filtrée. On trouvait également de l'arsenic dans l'urine et dans le foie.

Pouchet n'a pu constater le passage de l'arsenic dans la salive.

Obs. XXXVIII (Pouchet). — Des recherches exécutées sur des diabétiques traités par l'acide arsénieux et l'arséniate de soude, dans le service de M. Vulpian, n'ont pas permis de constater dans leur salive la plus faible trace d'arsenic.

Dans un cas, le malade prenait depuis trois semaines des pilules de 0,01 d'acide arsénieux, dont le nombre, augmenté graduellement, se trouvait alors porté à 20, et l'injection de pilocarpine avait fourni 158 gr. de salive. Résultat négatif.

Dans un autre cas, il s'agissait aussi d'un diabétique auquel on administrait des pilules d'arséniate de soude. Quand leur nombre eut atteint 14, ce malade fut pris de diarrhée fétide et de bourdonnements d'oreilles. On suspendit aussitôt leur emploi. Une injection de pilocarpine faite à ce moment donna quelques grammes de salive qui, traitée par le procédé de A. Gautier et mise dans l'appareil de Marsh, ne donna qu'un résultat douteux.

Perraud, de Lyon (cité par Bouveret), a observé des sueurs abondantes dans une intoxication arsenicale professionnelle.

Bergeron et Lemattre ont trouvé de l'arsenic dans la sueur chez les malades soumis au traitement arsenical ; ils ont constaté qu'il était éliminé à l'état d'arséniate chez ceux qui prenaient de l'arséniate de soude, à l'état d'arsénite chez ceux qui l'avaient ingéré sous cette forme.

Rabuteau pense qu'une partie de l'arsenic ingéré a dû s'éliminer par la peau à l'état d'hydrogène arsénié.

Obs. XXXIX (Bergeron et Lemattre). — Hôpital Saint-Louis, 1863. Psoriasis. Traitement par la liqueur de Fowler ; le malade prend 0,01 d'arsénite de potasse au moment de l'expérience.

Fumigation de une heure à 60°. On recueille 30 grammes de sueur.

Cette sueur filtrée, évaporée au tiers, donne des taches arsenicales dans l'appareil de Marsh et un précipité jaunâtre par le nitrate d'argent.

Deux jours après, deuxième expérience; même résultat. Donc la sueur contient de l'arsenic et à l'état d'arsénite.

Chez un second malade soumis également à la liqueur de Fowler, et prenant aussi 0,01 d'arsénite de potasse, l'expérience est répétée avec le même résultat.

Obs. XL (Bergeron et Lemattre). — Hôpital Saint-Louis, 1863. Psoriasis. Traitement par la liqueur de Pearson. Au moment de l'expérience, le malade prend 0,0I arséniate de soude.

Fumigation de une heure ; tempér., 60°. On recueille 60 gr. de sueur.

Cette sueur est filtrée, puis évaporée au 10°. Taches arsenicales dans l'appareil de Marsh. Précipité rouge brun par le nitrate d'argent.

Il y a donc dans la sueur de l'arsenic, et à l'état d'arséniate.

Deux jours après, l'expérience est répétée avec le même résultat.

Chez un autre malade soumis au même traitement, la même

expérience est répétée à deux reprises, et chaque fois on peut déceler dans la sueur de l'arsenic à l'état d'arséniate.

Obs. XLI (Bergeron et Lemattre). — Hôpital Saint-Louis, 1863. Psoriasis. Traitement par l'arséniate de fer. Le malade prend 0,03 d'arséniate de fer au moment de l'expérience.

Fumigation de une heure et demie; temp., 70°.

On recueille 65 gr. de sueur qui, filtrée, évaporée, donne des taches arsenicales dans l'appareil de Marsh, et un précipité rouge brique par le nitrate d'argent.

L'arsenic a donc passé dans la sueur et à l'état d'arséniate.

Le sulfocyanure et le ferrocyanure de potassium ne décèlent pas la moindre trace de fer dans la sueur. L'urine renferme du fer.

Chez un autre malade soumis également au traitement par l'arséniate de fer, la sueur renfermait de l'arsenic à l'état d'arséniate, mais pas trace de fer, tandis qu'on en trouvait dans l'urine.

Antimoine. — Schlagenhaufen (traduction de Gorup-Besanez) a décelé, à l'aide de l'appareil de Marsh, l'antimoine dans la sueur des malades traités par le tartre stibié.

Griffish a observé un cas de salivation à la suite de frictions par le tartre stibié. On ne sait pas si l'antimoine passe dans la salive.

II. — *Métaux.*

Plomb. — Ce métal peut être décelé en très faible quantité dans la salive et la sueur des saturnins. Le liseré plombique des gencives et l'imprégnation de la peau par les parcelles de métal sont des causes d'erreur difficiles à éviter.

Chacun sait que la peau des saturnins noircit souvent sous l'influence des bains sulfureux; on a cru y reconnaître la preuve d'une élimination cutanée; or, dans la sueur provoquée, nous n'avons jamais vu le sulfhydrate d'ammoniaque déceler directement le plomb.

Quoi qu'il en soit, les quantités éliminées ou entraînées mécaniquement, comme nous sommes tentés de le croire, sont toujours si faibles, que la salivation et la sudation ne doivent pas être cherchées dans le saturnisme comme méthodes thérapeutiques.

Obs. XLII (Pouchet). — Il m'a été permis, à trois reprises, de constater la présence du plomb dans la salive des saturnins, à la période de paralysie des extenseurs et de tremblement. L'injection du chlorate de pilocarpine a provoqué chaque fois la sécrétion d'une quantité de salive variant de 100 à 150 cc. La quantité de plomb a été dans tous les cas trop faible pour qu'il soit possible de la doser. L'un des malades dont il est question avait abandonné le maniement des composés plombiques, depuis trois mois au moins, quand l'expérience a été faite.

Obs. XLIII (Spillmann). — V..., peintre, âgé de 30 ans, service de M. Parisot.

Premiers accidents saturnins il y a sept ans. Le malade, pour troubles nerveux et coliques vives; liseré saturnin gingival.

6 juin. Injection de 0,02 nitr. pilocarpine.

On recueille 315 gr. de salive, dans laquelle M. Garnier, chef des travaux chimiques, décèle le plomb dans la quantité 0,00325 pour les 325 gr. de salive.

Les coliques ont été calmées par la pilocarpine.

Nous ne pensons pas que l'élimination d'une aussi faible quantité de plomb, à supposer qu'elle ne provienne pas du liseré, ait pu avoir quelque influence sur le soulagement obtenu. Chez les saturnins traités par la pilocarpine, nous n'avons observé aucune amélioration qui parût imputable à ce mode de traitement.

Obs. XLIV (personnelle). — Hôpital Tenon, service de M. Huchard, salle Saint-Augustin, n° 1, avril 1881.

Le malade, âgé de 35 ans, manie du plomb comme « zingueur » depuis l'âge de 15 ans. Il entre à l'hôpital pour coliques et dyspepsie ; pas de paralysie ; liseré peu marqué.

Injection de 0,03 nitr. pilocarpine.

La salive et la sueur sont acidulées à l'acide azotique pur, filtrées, puis concentrées par évaporation au bain-marie.

Les réactifs du plomb (sulfhydr. ammon., sulfates alcalins, chlorures, iodure de k.) ne décèlent aucune trace de métal.

Cette recherche est répétée à plusieurs reprises les jours suivants, même résultat négatif.

Obs. XLV (personnelle). — Hôpital Tenon, salle Saint-Augustin, n° 15. Didier, 47 ans ; entré le 26 février 1881.

Travaille à la fabrication du minium depuis 1876, mais a dû interrompre plusieurs fois pour des coliques.

Actuellement, cachexie saturnine, teint plombé. Amaigrissement. Dyspepsie. Tremblement. Troubles nerveux. Liseré gingival.

Mêmes recherches que dans l'expérience précédente ; elles sont répétées à plusieurs reprises avec résultat négatif pour la salive et la sueur.

Obs. XLVI (personnelle). — Hôpital Tenon, salle Saint-Augustin, n° 1, service de M. Huchard, avril 1883.

Préparateur en couleurs chez un peintre en bâtiments, il manie depuis six mois la céruse et le minium.

Entre pour coliques saturnines. Liseré gingival très marqué. Tremblement. Parésie des extenseurs de la main droite.

L'examen direct, après concentration, pratiqué comme précédemment, ne décèle pas de plomb dans la sueur et la salive provoquées par la pilocarpine.

Obs. XLVII (personnelle). — Hôpital Tenon, salle Saint-Augustin, n° 5. Service de M. Huchard.

Collas (Jean), émailleur, entré le 21 octobre 1881.

Cet homme travaille dans le plomb comme émailleur depuis cinq ans; son travail a été régulier et continu. Il manie la céruse et le minium.

Il a fréquemment souffert de coliques saturnines. Cessation de travail depuis six mois. Entre avec accidents nerveux : torpeur intellectuelle, amblyopie, céphalalgie, hémianesthésie droite. Polyurie, 4 à 5 litres par jour; pas d'albumine, ni sucre.

Liseré gingival.

Je pratique un jour deux injections de pilocarpine, chacune de 0,02; l'une le matin, l'autre le soir. Le lendemain, troisième injection. Je réunis d'une part les salives recueillies, et, d'autre part, les sueurs.

Salive. Le total est d'un demi-litre. Evaporé à sec après filtration. Calcination du résidu au creuset de platine avec un peu de carbonate de soude et de nitrate de potasse purs. Le résidu est repris par l'acide azotique étendu, filtré, neutralisé. Je recherche le plomb dans la liqueur filtrée, limpide et réduite au vingtième du volume primitif.

Le sulfhydrate d'ammoniaque et le sulfate de soude décèlent des traces de plomb. Rien par les autres réactifs.

Sueur. Le total est de 60 cent. cub. Le liquide est évaporé à sec avec de l'acide chlorhydrique et du chlorate de potasse; le résidu est repris par l'eau distillée bouillante, filtré à chaud et neutralisé par un peu de carbonate de potasse.

Le sulfhydrate d'ammoniaque et l'acide sulfurique décèlent également des traces de plomb. Rien par les autres réactifs.

Obs. XLVIII (personnelle). — Hôpital Tenon. Salle Saint-Augustin, n° 15, novembre 1881.

Il s'agit d'un homme de 55 ans, qui dessoude sur le feu les boîtes de conserves et s'intoxique par les vapeurs plombifères. Il entre à l'hôpital avec des coliques saturnines et un liseré gingival.

Je pratique plusieurs injections de pilocarpine et, comme

dans l'expérience précédente, je réunis les salives et les sueurs obtenues.

La somme des salives forme un demi litre ; celle des sueurs 80 cent. cubes.

Chacun de ces liquides est évaporé à sec en présence d'acide chlorhydrique et de chlorate de potasse. Le résidu est repris par l'eau distillée bouillante et filtré à chaud, puis neutralisé.

L'acide sulfurique, le sulfhydrate d'ammoniaque décèlent de faibles traces de plomb, un peu plus grandes dans la sueur que dans la salive.

La présence de traces de plomb dans la salive et la sueur des saturnins nous paraît due à l'imprégnation buccale et cutanée bien plutôt qu'au passage du plomb dans la sueur et la salive. La difficulté que présente l'élimination des métaux lourds par ces voies et le peu de solubilité de la plupart des composés plombiques justifient ces réserves. Nous avons eu soin cependant de bien laver les membres sur lesquels nous avons recueilli la sueur, et de rincer la bouche à plusieurs reprises ; mais l'imprégnation peut être assez profonde pour résister aux lavages et céder quelques parcelles aux liquides venant de la profondeur. Toutefois, nos malades prenaient tous de l'iodure de potassium, et l'on sait que l'injection de ce sel peut faire apparaître dans l'urine des saturnins de faibles quantités de plomb (Melsens, Rabuteau).

En serait-il de même pour la sueur et la salive ? L'expérience de Cl. Bernard relative au fer qui peut être décelé dans la salive, lorsqu'il est associé à l'iode, alors qu'il n'y passe pas habituellement, offre une analogie intéressante à constater.

Villemin cite des cas de salivations observées à la suite de l'emploi de composés plombiques qui paraissaient exempts de mercure.

Mercure. — Chacun sait que l'intoxication mercurielle produit une salivation abondante.

Pour les uns, elle se rattacherait à l'élimination du mercure par la salive ; pour d'autres, elle serait due simplement au mauvais état de la bouche et des dents, à une action spéciale du mercure sur les organes glandulaires ou à la réunion de ces divers facteurs.

Bien que la plupart des auteurs admettent l'élimination du mercure par la salive, on ne l'y a point toujours constaté, même dans le cas de salivation mercurielle.

Gmelin a trouvé des traces de mercure dans la salive de syphilitiques traités par les frictions.

Rosbach dit que le mercure s'élimine par toutes les sécrétions et qu'il passe rapidement et en grande abondance dans la salive.

Byasson ayant pris 0.02 de bichlorure de mercure, a examiné les urines, la salive rejetée et conservée, la sueur étudiée directement par l'application de piles de Smithson sur la région lombaire. Il a reconnu le passage du mercure dans les urines au bout de deux heures ; dans la salive, quatre heures après l'ingestion ; il n'a pas pu en déceler dans la sueur.

Gorup-Besanez a trouvé du mercure dans la salive après l'usage des mercuriaux et chez les malades atteints de cachexie mercurielle.

L'altération que présentent les bijoux en or, portés par les personnes soumises au traitement mercuriel, la coloration de la peau que l'on observe parfois à la suite de bains de vapeurs chez les sujets atteints de tremblement mercuriel sont en faveur de l'élimination cutanée.

Salmeron, de Manchester, a observé chez un homme qui avait été soumis à un traitement mercuriel énergique, et deux mois après la cessation du traitement, l'élimination sur la région sternale, de petits globules de mercure reconnaissables à l'œil nu et dont l'exhalation dura pendant trois semaines ; il n'eut pas de salivation.

Bergeron et Lemattre ont pu constater le passage du mercure dans la sueur.

Obs. XLIX (Bergeron et Lemattre). — Hôpital Saint-Louis, 1863. Syphilis. Traitement par l'iodure de mercure.

Fumigation à 60°. Sueur recueillie, 40 gr.

Les réactions suivantes décèlent le mercure dans la sueur, probablement à l'état de bichlorure :

Précipitation du mercure sur une lame de cuivre.

Précipité rouge par l'iodure de potassium.

Pas d'iode dans la sueur; la salive et l'urine renferment de l'iode.

Obs. L (Bergeron et Lemattre). — Hôpital Saint-Louis, 1863. Psoriasis. Traitement par le bichlorure de mercure (pilules de Zundi, six pilules par jour).

Fumigation. On recueille 60 gr. de sueur qui est filtrée, évaporée au tiers; on y reconnaît le mercure par les mêmes réactions que dans l'expérience précédente.

L'urine renferme également une faible quantité de mercure.

L'expérience est répétée deux jours après avec le même résultat.

Nous avons recherché le mercure dans la salive provoquée par la pilocarpine de trois malades soumis à des traitements différents, et dans la sueur de l'un d'eux.

Obs. LI (personnelle). — Hôpital Saint-Antoine, salle Barth, n° 17, service de M. Dieulafoy.

Cr... (Joséphine), 27 ans, marchande, entrée le 20 octobre.

Syphilis. Exostose du tibia.

Frictions de 4 gr. onguent mercuriel faite le matin à 8 h. ; potion avec un gr. d'iodure de potassium.

Injection de 0,02 de nitrate de pilocarpine le 11 novembre, à 10 heures du matin.

La salive brute est évaporée à sec avec acide chlorhydrique et chlorate de potasse. Le résidu est repris par l'eau. On cherche le mercure dans le liquide filtré par électrolyse, lame d'or au pôle négatif.

Une autre portion de la salive est acidulée, filtrée, puis traitée directement par l'électrolyse.

Dans les deux cas, la lame d'or ne présente aucune trace d'amalgamation. Chauffée dans un tube infusible coudé, fermé par un bout, et dans lequel on a introduit un fragment d'iode, elle ne dégage aucune buée d'iodure rouge. Donc, pas trace de mercure.

Obs. LII (personnelle).—Hôpital Saint-Antoine, salle Barth, n° 18.

M... (Joséphine), 19 ans, domestique, entrée le 18 octobre.

Syphilis secondaire ; scrofule ; syphilides papulo-squameuses et ulcéro-crustacées.

Pilules d'iodure de mercure. Une pilule de 0,05 est prise tous les soirs à 6 heures.

11 novembre. Injection de 0,02 de nitrate de pilocarpine. Même procédé que dans l'observation précédente.

La lame d'or est légèrement dépolie après destruction par le chlorate de potasse. Chauffée dans le tube avec le fragment d'iode, elle sublime une légère traînée d'iodure rouge.

Donc, traces de mercure.

Obs. LIII (personnelle). — Hôpital Saint-Antoine, salle Andral, n° 37.

Homme de 35 ans. Syphilis secondaire.

Le malade prend tous les matins à 7 heures, dans une tasse de lait, une cuillerée à bouche de liqueur de Van Swieten, soit 0,02 sublimé.

21 octobre. Injection de 0,02 nitrate de pilocarpine à 3 h. après-midi. Salive 200 cc.

Même technique que dans les observations précédentes. Pas de mercure par électrolyse directe, ni après destruction chlorée.

Le 28. Injection de 0,02 nitrate de pilocarpine à 10 heures du matin. Salive 170 cc.

Même technique. Pas de mercure.

25 novembre. Depuis quelques jours, le malade se plaint de stomatite. Léger gonflement des gencives, quelques ulcérations aphteuses; salivation à peu près nulle.

Injection de 0.02 nitrate de pilocarpine à 10 h. du matin.

Salive. 250 cc. Même technique. Présence évidente du mercure. Amalgamation de la lame d'or qui, chauffée dans le tube avec le fragment d'iode, sublime une buée d'iodure rouge.

Sueur. 50 cc. Acidulée et traitée directement par la pile de Smithson.

La lame d'or est très légèrement amalgamée et sublime dans le tube une fine traînée d'iodure rouge.

Le même liquide dans lequel a agi la pile de Smithson est soumis à la destruction chlorée afin de savoir s'il reste du mercure dans les lamelles épithéliales, puis à l'électrolyse. Résultat négatif.

Cette observation offre à signaler la coïncidence de l'apparition du mercure dans la salive avec les phénomènes de stomatite.

Relativement au mode d'élimination du mercure par la salive, la plupart des auteurs pensent qu'il est dissous dans le liquide sécrété, soit à l'état de chlorure double, soit en combinaison albumineuse; pour d'autres, il serait entraîné à l'état métallique par les lamelles épithéliales (Kühne).

Fer. — On sait que ce métal s'élimine surtout par la bile avec laquelle il passe dans les fèces à l'état de sulfure et en très petite quantité seulement par les urines. Il n'apparaît que très difficilement dans la salive et la sueur.

D'après Claude Bernard, le lactate de fer injecté dans

les veines d'un chien ou introduit dans son estomac par fistule ne passe pas dans la salive. Mais le fer pourrait y être entraîné en combinaison avec l'iode qui s'élimine si facilement par la salive, soit quand on l'injecte directement dans le sang à l'état d'iodure, soit quand on fait ingérer à la fois à l'animal du lactate de fer et de l'iodure de potassium. Mais si, au lieu d'introduire isolément ou simultanément les deux subtances dans l'estomac, on les injecte dans le sang, les mêmes phénomènes ne se montrent plus ; l'iode apparaît seul dans la salive.

Cl. Bernard a constaté également chez le chien, que le ferrocyanure de potassium injecté même en grande quantité dans les veines, ne passe pas dans la salive ; mais, si au moyen d'une injection plus directe faite dans la carotide primitive, on crée une sorte de pléthore locale dans l'atmosphère de la glande, le ferrocyanure apparaît dans la sécrétion. Il faut remarquer à ce propos qu'on peut triompher du défaut d'affinité des glandes pour certaines substances, en leur créant des conditions particulières d'élimination.

La salive normale renfermerait quelques traces de fer. Sur 100 grammes de cendres de salive, Wright et Enderlin ont trouvé 5 gr. 509 de principes insolubles dans l'eau, constitués surtout par un mélange de carbonates et de phosphates terreux unis à une très faible quantité de phosphate de fer.

D'après Bettel, le fer ne passe pas dans la salive.

Dans la sueur normale, la présence du fer a été signalée par Anselmino et Heberger. Viale et Lantini ont trouvé dans la sueur sécrétée pendant un jour sous l'influence d'une chaleur extrême, 0.051 de fer.

Dans un cas de cyanhydrose, Kollmann a trouvé du phosphate de fer.

Nous avons vu que Bergeron et Lemattre n'ont pas constaté le passage du fer dans la sueur de malades qui prenaient de l'arséniate de fer, tandis que l'arsenic apparaissait dans la sueur.

Nous avons essayé, s'il était possible, en élevant les doses d'un sel de fer facilement assimilable, tel que le protochlorure, de constater la présence du fer dans la salive et la sueur provoquées par la pilocarpine. Le résultat a été négatif.

Obs. LIV (personnelle). — Nous faisons prendre à un homme de bonne volonté et bien constitué, des pilules de protochlorure de fer de Rabuteau contenant chacune 0,025 de sel, à savoir :

29 décembre 1883. Deux pilules à onze heures ; deux à une heure ; deux à six heures.

Le 30. Deux pilules à huit heures ; trois à onze heures; deux à une heure ; deux à trois heures.

L'injection de pilocarpine est faite le 30, à quatre heures.

La sueur et la salive soumises directement aux réactifs du fer (ferrocyanure, ferricyanure et sulfocyanure de potassium) ne decèlent aucune trace de ce métal.

Obs. LV (personnelle). — Nous ingérons, le 12 janvier 1884, dans le courant de la journée, douze pilules de protochlorure de fer, une environ toutes les heures et demie, à partir de sept heures du matin, soit 0.30 gr. de protochlorure de fer en quinze heures. Aucune intolérance, pas de dyspepsie.

Le, soir à onze heures, nous nous pratiquons une injection de 0,02 de nitrate de pilocarpine. Nous recueillons avec notre manchon 40 cc. de sueur et 450 cc. de salive.

Une petite portion de chacun de ces liquides est examinée directement par les réactifs du fer et ne présente aucune trace de métal.

Le reste est évaporé à sec avec du chlorate de potasse pur et de l'acide chlorhydrique bien exempt de fer et redistillé avant l'usage. Le résidu, repris par l'eau distillée et filtrée, ne présente aucune trace de fer dans la salive comme dans la sueur.

Métaux alcalins. — La potasse et la soude existent normalement dans la salive et la sueur comme dans toutes les sécrétions. D'après Salkowsky, la salive aurait une affinité particulière pour les sels de potasse ; on sait la facilité avec laquelle le chlorate de potasse s'élimine par cette voie. La sueur devient alcaline après un traitement par les eaux minérales alcalines (Cl. Bernard).

Les sels ammoniacaux ingérés passent dans la sueur et la salive (Spring). L'acétate d'ammoniaque est souvent prescrit dans les fièvres éruptives avec l'idée que son élimination par la peau favorisera l'éruption. Le carbonate d'ammoniaque a été signalé, comme nous l'avons vu, dans les sueurs morbides alcalines et paraît provenir de l'hydratation de l'urée.

3. *Composés organiques.*

Salicylate de soude. — Il existe peu de renseignements dans les auteurs, relativement à l'élimination de ce corps par la sueur. D'après Buss, il passerait dans la plupart des sécrétions. Benoît, Mussy et Ory l'ont vu apparaître dans la salive un quart d'heure après son ingestion.

Nous avons pu constater le passage du salicylate de soude dans la sueur et la salive provoquées par la pilocarpine.

Technique. — Aciduler la salive et la sueur filtrées avec quelques gouttes d'acide chlorhydrique. Introduire le liquide dans une longue burette de Mohr avec quelques centimètres cubes d'éther. Boucher l'orifice avec le doigt et renverser le tube alternativement en haut et en bas une vingtaine de fois. Laisser se rassembler l'éther à la surface du liquide. Ouvrir le robinet de la burette pour laisser écouler le liquide et, quand on arrive à la couche éthérée, laisser couler doucement celle-ci à la surface d'une solution étendue de perchlorure de fer dans un petit verre à pied. Souffler légèrement pour évaporer l'éther ; on aperçoit alors à la surface de la solution ferrique une zone bleue ou de simples stries bleues pour peu qu'il y ait une trace d'acide salicylique.

L'examen direct de la sueur et de la salive par le perchlorure de fer donne souvent des résultats douteux ou négatifs.

Obs. LVI (personnelle). — Hôpital Tenon. Salle Saint-Augustin, n° 12. Service de M. Huchard. Août 1881.

Rhumatisme polyarticulaire subaigu. Le malade prend depuis cinq jours une dose quotidienne de 5 gr de salicylate de soude.

11 août. Injection de 0,02 nitrate de pilocarpine.

Sueur. Pas de réaction directe.

Pas trace d'acide salicylique par le procédé de l'éther.

Salive. Réaction directe douteuse.

Présence évidente de l'acide salicylique par le procédé de l'éther, qui, en s'évaporant, produit un bel anneau violet à la surface de l'éther.

Le 16. Deuxième injection.

Sueur. Le procédé de l'éther permet de reconnaître une faible quantité d'acide salicylique.

Salive. Même résultat que dans l'expérience précédente.

Les urines sont fortement chargées d'acide salicylique.

Obs. LVII (personnelle). — Hôpital Tenon. Salle Saint-Augustin, n° 5. Fritz (Louis), 21 ans. Août 1881.

Rhumatisme polyarticulaire subaigu. Depuis son entrée, le malade prend tous les jours 5 gr. de salicylate de soude. La potion est prise dans l'après-midi.

5 septembre. Injection de 0,02 de nitrate de pilocarpine à neuf heures du matin.

Salive. 200 c. c. Pas de réaction directe. Pas d'acide salicylique par le procédé de l'éther.

Sueur. 14 c. c. Réactions négatives. Pas d'acide salicylique dans la sueur.

Le 7. Deuxième injection à neuf heures du matin.

Salive. Faible quantité décelée par le procédé de l'éther.

Sueur. Pas d'acide salicylique.

Dans les deux expériences, les urines renfermaient abondamment de l'acide salicylique. Chez ce malade, l'élimination de l'acide salicylique par la salive et la sueur a été nulle, sauf une fois par la salive.

Obs. LVIII (personnelle). — Hôpital Tenon. Salle Saint-Augustin, n° 13. 1881. Buchier, 23 ans. Rhumatisme blennhorragique des deux articulations tibio-tarsiennes. Traitement, 4 gr. de salicylate de soude par jour.

27 août. Injection de 0,02 nitrate de pilocarpine.

La sueur, la salive et l'urine ne renferment pas d'acide salicylique. Il est probable que le malade, malgré ses négations, ne prend pas sa potion.

Le 31. Injection à neuf heures du matin. La potion a été bue par le malade, devant nous, la veille, en trois fois, de deux à six heures du soir.

Les urines renferment abondamment l'acide salicylique.

Salive. Pas d'acide salicylique ni par traitement direct, ni par le procédé avec éther.

Sueur. Même résultat négatif.

Obs. LIX (personnelle). — Hôpital Tenon. Salle Saint-Augustin, n° 2. 1881. Rhumatisme articulaire subaigu. Traitement, 4 gr. de salicylate par jour.

La potion salicylée est prise dans la matinée de cinq à huit heures ; l'injection pratiquée le matin à dix heures et demie.

L'urine renferme en abondance l'acide salicylique.

Salive. 300 c. c. Teinte violacée directe par le perchlorure de fer.

Réaction très nette par le procédé de l'éther.

Sueur. 15 c. c. Pas de teinte violacée par l'examen direct.

Le procédé de l'éther decèle nettement la présence de l'acide salicylique.

Nous devons conclure de ces observations que l'acide salicylique passe dans la salive et la sueur en faible quantité; plus facilement dans la salive que dans la sueur. Pour constater sa présence, l'examen doit être fait peu de temps après l'absorption du médicament, sans quoi on ne peut en déceler, bien que l'urine en renferme encore abondamment.

Substances diverses. — On trouvera au chapitre précédent ce qui concerne l'acide benzoïque et la forme sous laquelle il est éliminé.

Les acides succinique et cinnamique, voisins de l'acide benzoïque et pouvant comme lui fixer du glycocolle, ont été retrouvés dans la sueur, d'après Gorup-Besanez.

Hope-Seyler a constaté le phénol dans la salive à la suite de frictions cutanées faites avec de l'huile phéniquée.

L'acide tartrique aurait été retrouvé dans la sueur par Gorup-Besany. Or, on sait que cet acide passe dans l'urine complètement oxydé à l'état de carbonate.

D'après Rosbach, la quinine peut passer dans toutes les sécrétions. Landerer a constaté le passage du sulfate de quinine dans la sueur d'un malade qui prenait de fortes doses de ce médicament.

Gillet de Grandmont a retrouvé la pilocarpine dans la sueur provoquée par cet agent. Hardy n'aurait pas constaté le fait. Nous avons toujours vu la sueur provoquée par la pilocarpine versée doucement à la surface du réactif Tanret produire un léger disque opalescent au point de contact des deux liquides. Ce disque disparaît par la couleur et reparaît par le refroidissement ; il n'existe pas dans les sueurs obtenues par d'autres méthodes ; en conséquence, il nous paraît dû à l'élimination de la pilocarpine par la sueur.

Vulpian a constaté que la salive des chiens chloralisés réduit fortement la liqueur de Fehling, et en conclut au passage probable du chloral dans la salive.

Un grand nombre de substances odorantes et volatiles : éthers, alcools, essences, s'éliminent par la peau. Après l'ingestion d'ail, de musc, de térébenthine, la transpiration exhale l'odeur particulière de ces corps. Perrin, Voit ont démontré l'élimination de l'alcool par la peau. Mais, pour toutes ces substances volatiles, il est difficile de dire si elle se fait par la sueur ou bien s'il ne s'agit pas plutôt d'une diffusion plus générale par les capillaires de la peau sans élection pour le système sudoripare.

CHAPITRE IV.

SALIVATIONS, SUEURS ET DIURÈSES DITES CRITIQUES. DES CRISES ÉLIMINATRICES.

Nous avons vu que dans certaines intoxications il pouvait survenir une salivation et plus rarement une diaphorèse abondante capable d'éliminer une partie du principe nuisible. Telles seraient les salivations mercurielles, celles qui ont été signalées à la suite de l'emploi des sels potassiques (Salkowsky; Kemmerich), du tartre stibié (Griffish); la sudation signalée par Perraud dans l'intoxication arsenicale, celle de l'observateur de Dublin pour le plomb, celles qui ont été vues dans quelques intoxications mercurielles, etc. Cependant on peut formuler avec raison des réserves sur le côté vraiment éliminateur de ces hypersécrétions et les regarder plutôt comme la conséquence du mode d'action de l'élément toxique.

On peut se demander si, dans le cours ou à la fin des maladies aiguës, l'organisme peut parfois réagir pour provoquer spontanément par la salivation ou la diaphorèse l'élimination de principes toxiques formés dans l'économie.

La plupart des maladies aiguës peuvent, depuis les travaux de Pasteur, être asssimilées à des fermentations. L'agent de la fermentation est un microbe; il provoque par sa vie, même souvent anacrobie une action réductrice, et par la sécrétion de diastases dans le milieu ambiant des hydratations et des dédoublements nécessaires à sa nutrition. Tous ces produits, conséquence directe ou indirecte de la vie du microbe, peuvent avoir par eux-mêmes, indépendamment de la concurrence créée par le développement de l'être morbide, une action toxique sur l'organisme; et celui-ci, augmentant encore avec la fièvre la somme de ses déchets, il en résulterait un encombrement fatal s'il ne survenait une élimination vraiment critique par quelque sécrétion.

La sueur et la salive peuvent-elles remplir ce rôle?

La salivation est exceptionnelle dans les pyrexies; la bouche est généralement sèche, la sécrétion diminuée. Elle a été signalée cependant dans la fièvre typhoïde (Otto, Sydenham); dans la pneumonie (Sydenham). Elle est commune dans la variole grave. Ozanam rapporte l'histoire d'une épidémie de ptyalisme essentiel survenue en 1694 dans la Westphalie et la Prusse; cette singulière maladie régnait concurremment avec des varioles confluentes; elle devint si générale qu'il n'y eut pas de maison où elle n'atteignit plusieurs personnes; elle présentait tous les symptômes de la salivation mercurielle.

Dans la rage, la salivation a été bien souvent considérée comme éliminatrice. Mais elle est bien plutôt due aux troubles nerveux, bulbaires, si accusés dans cette maladie. L'agent infectieux de la rage passe dans la salive du chien ainsi que le prouvent les inoculations; mais il ne paraît pas en être de même chez l'homme. Les déchets résultant de l'intoxication rabique s'éliminent-ils par la salive? On avait incriminé le sulfocyanure de potassium qui subirait une augmentation notable dans la rage. Le fait a été contredit.

Nous-même, chez un malade traité sans succès dans le service de M. Sevestre, à Tenon, en 1881, par les injections de pilocarpine, nous avons recherché le sulfocyanure de potassium dans la salive et la sueur. La salive n'en contenait que des traces; il n'y en avait pas dans la sueur.

Rappelons les propriétés toxiques de la salive humaine pour plusieurs animaux ; la présence des micro-organismes décrits récemment par Pasteur ; les ptomaïnes étudiées par A. Gautier.

Quoiqu'il en soit, le rôle éliminateur de la salive nous paraît bien restreint ; les salivations spontanées dans les maladies sont rares et peuvent généralement s'expliquer soit par des localisations buccopharyngées, soit par des troubles nerveux sécréteurs placés sous la dépendance de l'agent morbide.

Les sueurs sont au contraire fréquentes et les anciens les mettaient au nombre de leurs phénomènes critiques ; mais ont-elles réellement un caractère critique ?

Il est important, à ce point de vue, de comparer les sueurs avec la diurèse chez les fébricitants. Or, nous avons établi de nombreuses courbes comparatives exprimant par rapport à la température la quantité des urines, celle des boissons et la richesse de l'urine en matériaux solides. La différence entre la somme des boissons et celle des urines exprime un total complexe, exhalation pulmonaire, sueurs, fèces. Ce dernier facteur peut être déterminé; mais il est difficile de faire la part des deux autres. Quoiqu'il en soit, l'étude de nos observations nous permet de formuler les propositions suivantes :

Pendant la période d'état des pyrexies, la quantité des urines est faible, celle des boissons élevée.

A la convalescence, la quantité des urines augmente jusqu'à constituer souvent une véritable polyurie; concurremment, la quantité des boissons reste la même ou est diminuée. On peut voir même parfois la quantité des urines dépasser celle des boissons.

Bien que l'urine de la période d'état soit plus dense et plus colorée que celle de la convalescence, la somme des déchets éliminés dans les vingt-quatre heures s'élève avec la quantité des urines. La polyurie de la convalescence est réellement éliminatrice, mais cette élimination n'est pas proportionnelle à la quantité des urines.

L'augmentation des urines ne coïncide pas toujours avec la défervescence ; elle peut la suivre ou plus rarement la précéder.

Il est fréquent de voir, au moment de la reprise de l'alimentation, une seconde polyurie ou une exacerbation de la première si elle n'avait pas encore cessé.

Or, s'il est possible d'établir quelques règles générales sur la marche de la diurèse dans le cours des maladies aiguës (1), il est loin d'en être de même pour les sueurs. Chez certains malades, on peut observer des sueurs pendant toute la durée de la fièvre, chez d'autres la peau reste sèche et brûlante; la polyurie appartient à la convalescence, des sueurs même profuses peuvent apparaître à n'importe quel moment de la maladie et sous l'influence des causes les plus diverses, changements brusques de température, intervention thérapeutique, convalescence, adynamie, agonie, etc. Le balancement paraît exister pendant le cours de la fièvre beaucoup plus entre l'exhalation pulmonaire et les sueurs, qu'entre celles-ci et la diurèse ; car la quantité des boissons peut être très élevée, celle des urines très faible et la peau rester cependant absolument sèche. D'autre part des sueurs abondantes n'entraînent pas de diminution dans l'élimination des matériaux solides de l'urine, si l'urine elle-même n'a pas subi de diminution dans sa quantité. En somme, les variations de la sueur dans le cours des maladies nous paraissent être bien plutôt en rapport avec la régulation ther-

(1) Consulter sur ce sujet : Molé, th. Paris, 1870 ; Charvot, th. de Paris, 1871 ; Hoepffner, th. Paris, 1872 ; A. Robin, th. Paris 1877 ; Hirtz, art. Fièvre, Dict. Prat.

mique et les troubles nerveux qu'avec l'élimination qui appartient à la diurèse.

Nous avons vu du reste dans le cours de ce mémoire que les substances qui passent dans les sueurs ne s'y montrent jamais qu'en très faible quantité ; le pouvoir éliminateur de cette sécrétion est très minime.

Nous avons examiné les sueurs chez trois tuberculeux, afin de savoir si on pouvait y rencontrer de l'albumine, des phosphates, de l'acide urique et une quantité assez notable d'urée pour qu'il en résulte une déperdition réelle pour l'organisme. Le résultat a été négatif et vient corroborer les conclusions qui précèdent.

Obs. LX (personnelle). — Hôpital Saint-Antoine, salle Andral, n° 7.

Birn..., 26 ans, cocher, entré le 3 décembre 1883.

Tuberculose rapide ; début simulant une pneumonie du sommet.

Du 8 au 9 décembre, huitième jour de la poussée pneumonique, je recueille un peu de sueur à l'aide d'éponges maintenues sur la région lombaire pendant la nuit.

La sueur filtrée, examinée au liquide Tanret, ne présente pas trace d'albumine.

La fièvre est vive ; les urines rouges et rares.

Obs. LXI (personnelle). — Hôpital Saint-Antoine, salle Andral, n° 46.

Lagen... (Aimé), 28 ans, menuisier, 1884.

Tuberculose pulmonaire. Craquements humides aux deux sommets. Sueurs nocturnes.

Fièvre légère le soir, 38 à 39° ; le matin température normale.

6 janvier. Injection de 0,02 nitrate pilocarpine, à 10 heures du matin.

Sueur 35 cc.

15 cc. filtrés, dosés en trois fois, donnent un dégagement total de 6,92 Az après corrections dans l'appareil à mercure d'Yvon. Donc urée 0/00 1 gr. 356.

Phosphates. Sueur acidulée par l'acide acétique et filtrée, puis neutralisée.

Une solution ammoniacale de chlorure d'ammonium et de sulfate de magnésie ne détermine aucun précipité.

Traces de précipité jaune par le nitromolybdate d'ammoniaque, après vingt-quatre heures de repos.

Cette sueur ne renferme donc que de très faibles traces de phosphates.

Le 15. Deuxième expérience. Même malade.

Un gilet de flanelle bien lavé a été porté pendant quatre jours. Il est en contact direct avec la peau et recouvert d'une chemise de toile. Il est mis ensuite à tremper pendant quelques heures dans de l'eau distillée aiguisée d'acide acétique, bien exprimé et rincé à l'eau distillée.

Le total de l'eau de lavage s'élève à 500 cc.

Nous y cherchons l'urée et les phosphates.

10 cc. de cette eau dégagent dans l'appareil à mercure d'Yvon 1 cc. d'azote, après corrections, ce qui, traduit en urée, donne pour le total de l'eau de lavage 0,15.

Cette eau ne renferme que des traces de phosphates, évalués pour les 500 à environ 0,007 acide phosphorique. (Essai au nitromolybdate d'ammoniaque ; dosage par l'acétate d'urane après concentration au dixième)

Elle répand pendant l'evaporation une odeur pénétrante de sueur.

Obs. LXII (personnelle). — Hôpital Saint-Antoine, salle Andral, n 2.

B... (Joseph), âgé de 26 ans, journalier, entré le 18 janvier 1883.

Tuberculose à marche rapide. Début, il y a un mois, par phénomènes typhoïdes. Craquements aux sommets ; râles de bronchite. Sueurs abondantes, surtout la nuit. Pas de diarrhée Fièvre intense.

Un gilet de flanelle bien lavé est porté par le malade du 23 au soir au 25 au soir, soit pendant quarante-huit heures. Il est directement sur la peau et recouvert d'une chemise de toile.

Pendant, la température du soir est à 40°, celle du matin 39°.

Le gilet est traité comme dans l'observation précédente; le total de l'eau de lavage est de 180 cc.

5 cc. de cette eau après filtration dégagent de l'appareil à mercure d'Yvon 1,5 Az, après corrections. L'évaluation en urée est donc de 0,158 pour le total de l'eau de lavage.

Pas traces de phosphates avec le nitromolybdate d'ammoniaque, après concentration.

Deuxième expérience. — Le gilet est appliqué pendant vingt-quatre heures, du 27 soir au 28 soir.

Température : 27 février, T. m., 39° ; T. s., 39,8.—28 février, T. m., 39,8 ; T. s., 39,6.

Le total de l'eau de lavage est de 300 cc.

10 cc. après filtration dégagent 1,838 Az après corrections.

Evaluation en urée, 0,162 pour le total.

Le reste de liquide non filtré est évaporé à sec au bain-marie. On y recherche l'acide urique à l'aide de la réaction de la murexide ; pas trace de ce corps. Odeur pénétrante de sueur pendant l'évaporation.

Troisième expérience. — Le gilet de flanelle est appliqué pendant vingt-quatre heures, du 31 janvier soir au 1er février à la même heure.

Température : 31 janvier, T. m., 40°; T. s., 30,4.—1er février, T. m., 39,4 ; T. s., 40°.

Total de l'eau de lavage, 320 cc.

5 cc. de cette solution dégagent 1,2 Az après corrections. Evaluation en urée, 0,226 pour les 320 cc.

Phosphates : Traces (0,001 à 0,002 acide phosphorique).

Quatrième expérience.— Le gilet de flanelle est appliqué pendant vingt-quatre heures, du 3 février au soir au 4 à la même heure.

Température : 3 février, T. m., 40°; T. s., 40,8. — 4 février, T. m. 39,6 ; T. s., 40°.

Le total de l'eau de lavage s'élève à 230 cc.

5 c. c. dégagent 0,5 Az après corrections.

Evaluation en urée : 0,068 pour le total.

Ces chiffres n'offrent évidemment qu'une valeur relative. Ils indiquent simplement que la sueur qui a imbibé le gilet de flanelle est pauvre en urée, ne renferme pas d'acide urique et seulement des traces de phosphates.

CHAPITRE V.

PARALLÈLE ENTRE LA SALIVATION, LA DIAPHORÈSE ET LES AUTRES ÉMONCTOIRES DE L'ÉCONOMIE. DÉDUCTIONS THÉRAPEUTIQUES.

Après avoir étudié spécialement la sueur et la salive comme voies d'élimination, comparons-les aux autres émonctoires de l'économie, afin de leur assigner leur valeur relative.

Au point de vue de l'élimination, nous devons établir une différence fondammentale entre les principes gazeux ou volatils et les substances fixes entraînées à l'état de solution.

Pour ces dernières, l'émonctoire par excellence est l'urine qui est élective pour l'urée et tous les composés de la série urique. Le sang filtre en quelque sorte à travers les reins et y diffuse l'excédent de ses déchets. La plupart des substances absorbées peuvent être retrouvées dans l'urine intactes ou modifiées par leur passage dans l'organisme. Les métaux lourds toutefois ne passent qu'en très faible quantité dans les urines.

La bile est également une voie importante d'élimination. Mais les substances éliminées déversées dans le tube digestif sont reprises en partie par l'absorption intestinale et peuvent rentrer dans l'organisme. La bile est, à l'état normal, la voie d'élimination élective de la cholestérine, du pigment, et des produits de dédoublement des acides biliaires ; elle constitue le principal émonctoire des métaux lourds qui arrivent avec elle dans l'intestin et là, leur transformation habituelle en sulfures devient un obstacle à une nouvelle absorption.

Les principes gazeux ou volatils s'éliminent surtout par le poumon. La plupart des sécrétions entraînent un peu de gaz, mais leur quantité est insignifiante. La plus grande partie du carbone désassimilé est exhalée par le poumon à l'état d'acide carbonique, environ 400 litres en vingt-quatre heures. Les alcools, éthers, essences, hydrocarbures volatils s'éliminent par le poumon en nature ou oxydés.

Chez certains animaux, tels que la grenouille, la peau peut, dans une certaine mesure, suppléer le poumon ; c'est par le réseau capillaire sous-cutané, recouvert de téguments très fins, que s'effectue cette respiration supplémentaire. Chez l'homme, l'exhalation de $C\,O^2$ par la peau serait d'environ 9 gr. dans les vingt-quatre heures. Chez les animaux supérieurs, dont on a recouvert la peau d'un vernis imperméable, surviennent des accidents graves dont la pathogénie a soulevé de nombreuses discssi ons. On a voulu y voir la conséquence de la suppression d'une sorte de respiration cutanée, ou de la rétention de produits excrémentitiels qui devaient être éliminés par la peau. D'autres ont pensé qu'il s'agit là de perturbations nerveuses d'origine réflexe. Lomikowsky, auteur d'un travail récent sur le sujet, a montré que la portion vernie de l'animal dégage une bien plus grande quantité de chaleur par rayonnement, et attribue la mort au refroidissement. Lang (de Gottingen) pense qu'il faut tenir compte de la suppression de la sécrétion excrémentitielle de la peau. A l'autopsie des animaux vernis, il a trouvé des cristaux de phosphate ammoniaco-magnésien dans le tissu cellulaire, le péritoine et les muscles. Il croit que l'urée, en se décomposant, donne de l'ammoniaque qui se combine avec les phosphates pour former les cristaux en question, le rein hypérémié étant devenu insuffisant. C'est possible ; mais, en admettant cette hypothèse, les lésions rénales sont suffisantes pour expliquer la rétention des déchets sans qu'il soit nécessaire d'incriminer un défaut d'élimination par la peau. Il est certain qu'il existe entre la peau et la plupart des viscères des relations pathogéniques importantes ; mais elles paraissent s'effectuer par l'intermédiaire du système nerveux, dont les réflexes puisent dans l'enveloppe cutanée toutes les excitations du milieu ambiant. Nous ne pensons pas que l'élimination soit en cause.

Comparées à l'urine, à la bile et à l'exhalation pulmonaire, la salive et la sueur ont un rôle éliminateur bien restreint. Dans les conditions physiologiques, celui de la salive est nul, puisque ce liquide est dégluti au fur et à mesure qu'il est sécrété et soumis à une nouvelle absorption. Quant à la sueur, Favre a établi le parallèle suivant pour 14 litres d'urines et de sueurs recueillis chez le même individu et à la même époque.

	Sueur	Urine
Chlorures	34.639	57.018
Sulfates	0.160	21.769
Phosphates	Traces	5.381
Matières organiques.	22.90	139.650

(Moins l'urée et l'acide urique pour l'urine).

Si à ce tableau nous ajoutions l'urée, nous aurions, pour la sueur quelques grammes, et pour l'urine 300 à 400 grammes d'urée.

Il n'y a donc qu'un rapport très éloigné à établir entre la sueur et l'urine. Ces deux sécrétions ne présentent vraiment aucune analogie, et l'on a un peu abusé du balancement qui pouvait s'établir entre elles. Ce balancement n'existe guère que pour l'eau, et l'exhalation pulmonaire en revendique une bonne part.

La sueur peut être considérée comme de l'eau entraînant avec elle du chlorure de sodium et quelques substances organiques, parmi lesquelles l'urée, mais dont la proportion est insignifiante quand on la compare à celle qui passe dans les urines. Bien plutôt qu'un émonctoire de l'économie, la sueur, dans les conditions normales, est un appareil de régulation de la température ; c'est là sa fonction élective.

La sueur n'ayant donc, dans les conditions normales qu'un rôle éliminateur contestable, ou tout au moins très restreint, la salive n'en ayant pas du tout, peut-on cependant utiliser ces deux voies comme supplémentaires en cas d'insuffisance fonctionnelle des grands émonctoires ?

La méthode sudorifique répond, en thérapeutique, à quatre indications principales :

Dans la première, on se propose de provoquer, par l'intermédiaire du système nerveux, une sorte de révulsion cutanée, soit comme stimulation générale de l'organisme, soit comme dérivation vers la superficie de congestions profondes.

Dans la seconde, on veut transformer dans la fièvre la chaleur excédente de l'organisme en chaleur latente de vaporisation de l'eau à la surface du corps, et utiliser la méthode comme antipyrétique. C'est là, du reste, le véritable rôle physiologique de la sueur.

Dans la troisième, on veut entraîner, par la peau, une partie de l'eau qui infiltre un organisme hydropique, ou s'est épanchée dans quelque cavité séreuse. La voie rénale ou gastro-intestinale sera toujours préférable.

Dans la dernière, enfin, on se propose d'entraîner, par

la sueur, des matériaux nuisibles, des déchets et hâter ainsi la fin de la maladie.

C'était l'idée des anciens, avec leur diaphorèse critique, qu'ils cherchaient à provoquer par tous les moyens possibles. C'est avec cette idée encore que la méthode sudorifique a joui, pendant longtemps, d'une si grande faveur dans le traitement de la syphilis et des intoxications chroniques. Guès, dans un article récent, se fait encore l'écho de cette manière de voir.

Nous ne saurions la partager, et nous n'hésitons pas, sinon à rayer cette quatrième indication, tout au moins à la restreindre à un très petit nombre de cas, et à la regarder comme un pis aller. Les faits et discussions exposés dans ce travail montrent combien peu il faut attendre de la sudation sous le rapport de l'élimination. C'est à la voie rénale qu'il faut s'adresser ; quand elle fait défaut, l'élimination cutanée offre bien peu de ressources, ains que nous l'avons vu dans nos observations d'urémie. L'élimination gastro-intestinale, ou même une déplétion directe du système circulatoire par la saignée, seraient peut-être encore préférables.

Dans les maladies chroniques comme la syphilis, qu'espère-t-on éliminer par les sudorifiques ? Des déchets ? Nous savons ce qu'il faut en penser. Des microbes ? Si le milieu reste favorable, leur élimination, à supposer qu'elle soit réelle, n'étant jamais complète, ils repullulent au fur et à mesure qu'on les chasse; si le milieu est devenu incompatible avec leur existence, ils disparaîtront de toute façon. Ce dilemme est applicable à la plupart des maladies infectieuses.

Dans les intoxications chroniques telles que le saturnisme, les sudorifiques jouissent d'une certaine faveur. Nous avons vu combien étaient minimes et contestables, dans leur origine, les parcelles de plomb qu'on peut entraîner avec la sueur et la salive. Les bains sulfureux peuvent peut-être avoir une certaine utilité en fixant à l'état de sulfure le plomb qui imprègne les téguments, et en entravant son absorption.

Quant aux éruptions qui peuvent suivre l'emploi de certains médicaments tels que l'iode, peut-être s'expliquent-elles par l'irritation que leur élimination cutanée détermine à la surface de la peau.

L'usage et le succès de quelques-uns de ces médicaments, dans les dermatoses (arsenic, mercure, etc.), peut trouver une partie de sa raison d'être dans la même cause.

Nous avons vu que les diverses substances cherchées passaient généralement plus facilement dans la salive que dans la sueur. Nous ne pensons pas, cependant, qu'on puisse utiliser les sialagogues dans les intoxications, à cause de la faible quantité de salive rendue et de substance toxique éliminée. Mais cette propriété est utilisée, quand on veut mettre, en contact prolongé avec le pharynx, certains topiques tels que le chlorate de potasse. Le pouvoir éliminateur de la salive, bien que généralement plus marqué que celui de la sueur, nous paraît cependant trop faible pour qu'on puisse utiliser cette voie comme émonctoire supplémentaire.

Remarquons que l'élimination des substances ingérées, qui passent en petite quantité dans la salive, étant suivie d'une nouvelle absorption, puisque, dans les conditions normales, elle est déglutée au fur et à mesure, il en résulte une espèce de cercle, qu'il n'est pas sans intérêt de constater, le passage dans le sang s'effectuant généralement en combinaison sodique, et l'élimination salivaire en combinaison potassique.

RÉSUMÉ ET CONCLUSIONS.

Nous avons étudié la sueur et la salive dans leur rapport avec l'élimination des principes formés dans l'économie et de ceux qui y ont été introduits.

Nous avons rappelé la composition normale de la salive et de la sueur, et tiré quelques déductions relatives à l'élimination physiologique. Puis, nous avons abordé l'étude spéciale de diverses substances.

L'urée passe en faible quantité dans la sueur et la salive. Cette voie d'élimination est trop restreinte pour être utilisée avec succès dans le traitement de l'urémie, d'autant plus qu'alors il est souvent difficile de provoquer la salivation et la sudation. L'emploi de la pilocarpine, dans de telles conditions, n'a pas toujours été sans danger.

Les éliminations spontanées, dites givres d'urée, sont, en général, des phénomènes ultimes ou même agoniques, dont le siège et la nature ne sont pas toujours bien précisés.

L'acide urique, même chez les goutteux, ne paraît pas passer dans la sueur, ou, tout au moins, ne s'y montrerait qu'à l'état de traces. Il a été remplacé, dans quelques cas, par l'oxalate de chaux.

Nous n'avons jamais vu les matières colorantes de la bile passer dans les sueurs des ictériques.

Le sucre passe difficilement dans la sueur, et, plus encore, dans la salive des diabétiques. On ne peut y déceler sa présence que chez ceux dont l'élimination quotidienne de sucre par les urines atteint un chiffre très élevé.

Nous n'avons pas vu d'albumine dans la sueur, ni constaté l'augmentation de l'albumine normale de la salive chez des malades atteints d'albuminurie de causes diverses : albuminurie brightique, albuminurie par dégénérescence rénale, albuminurie consécutive à la néphrite aiguë, albuminurie de la fièvre typhoïde, albuminurie des cardiaques. La quantité d'albumine trouvée dans la salive a généralement varié de 0,08 à 0,12 0/00.

Après ingestion d'acide benzoïque, nous avons observé une élimination d'acide hippurique par la salive. Ce fait s'ajoute à d'autres pour combattre la théorie rénale de la formation de l'acide hippurique.

Nous avons décelé ou rappelé le passage dans la salive et la sueur de plusieurs substances introduites du dehors, et, plus particulièrement, le brome, l'iode, l'acide salicylique, l'arsenic, le mercure. Le fer passe difficilement dans la salive, et ne paraît pas passer dans la sueur.

Nous avons émis quelques doutes sur la provenance du plomb, dont on peut constater des traces dans la sueur et la salive des saturnins.

Le passage de ces divers corps paraît, en général, plus facile dans la salive que dans la sueur ; mais les quantités éliminées sont toujours si faibles, qu'il ne faudrait pas compter sur ce mode d'élimination en cas d'intoxication.

Enfin, nous avons dit quelques mots des sueurs et des salivations dites critiques, et du rapport entre la quantité des urines et celle des boissons. Nous avons montré, par une comparaison avec les diurèses critiques, comme quoi les sueurs dans les maladies aiguës ne nous paraissent avoir aucun caractère éliminateur.

Nous avons examiné si les sueurs des phthisiques éliminaient un excès de phosphates ou d'urée. Le résultat a été négatif.

Nous avons, en terminant, comparé entre elles les diverses voies d'élimination de l'économie, et, après quelques mots sur la médication sudorifique, nous avons montré combien était restreint le rôle éliminateur de la sueur et de la salive, et combien peu la thérapeutique avait à compter sur ces voies pour suppléer les autres.

Nous avons rapporté soixante-deux observations, dont quarante nous sont personnelles.

INDEX DES AUTEURS CITÉS

Andral. — Comptes rendus de l'Acad. des sc., 1848.
Anselmino. — De Sudore dissertatio, Leips., 1851. Zeissch. fur physiol. Heilkunde, XI.
Aubert. — Lyon Médical, 1874, p. 18.
Ball et Hardy. — Soc. biol., 31 oct. 1874.
Becquerel et Rodier. — Chimie pathologique.
Bergeron et Lemattre. — Arch. gén. de méd., 1864.
Bernarb (Cl.). — Liquides de l'organisme.
— Physiol. expérimentale. t. II.
— Physiol. opératoire, p. 514.
Beneke. — Stud. z. Urologu, Arch. f. Wiss. Heilk., 4.
Bettel. — Beitrage zur Anat. et. Physiol., IV.
Bidder. — Rev. méd.-chir., Vienne, oct. 1878.
Boegehold. — Deutsch. Med. Wochenschr., 1878-79.
Bouveret. — Th. d'agrég., 1880. Des sueurs morbides.
Brun. — Deutsch. Med. Wochenschr., 1879, n° 9 et Paris Médical, juin 1879.
Cantani. — Sperimentale, 1879, p. 20.
Cloez. — Bull. Soc. chim., t. XII, p. 28.
Crammer. — Dissertatio de morbo, Brighti. Groeningen, 1814.
Debove et Dreyfuss. — De l'anurie, Union méd., 1880.
Deininger. — Arch. fur Klin., nov., VII.
Dewar et Gamgee. — Journ. of anat. and phys., V. p. 142.
Duclaux. — Encycl. chim., Fremy. Microbiologie.
Fabre. — Arch. gén. de méd., 1853, t. II. p. 1.
Funke. — Molesch. Untersuch., IV, 36.
Fubini et Ronchi — Arch. sc. méd., Turin, 1876, p. 197.
Garrod. — Traité de la goutte, trad. Ollivier, 1867.
Gautier (A.). — Chim. appl. à la phys. et path., Académie de médecine, juillet 1881.
Golding Bird. — Tr. sur mal. des voies urin.
Goltammer. — Pesth. Med. Presse, 1878.
Gorup Besanez. — Chim. phys., trad. Schlagenhaufen, 1881,
Griffith. — Gaz. méd., Paris, 1828.
Hirschprung. — Gaz. hebd., 1865, p. 527.

Hope Seyler. — Analyse chir. appliquée à la physiol., trad. Schlagenhaufen, 1877.
Jordao. — Thèse de Paris, 1857.
Kuhne. — Chim. physiol., 1861.
Lang. — Gaz. méd. de Strasbourg, février 1873.
Lécorché. — Traité du diabète, Paris, 1877.
Lehmann. — Chimie phys., trad. Drion, Paris 1855 et Lehrbuch der Phys. Chim., Leipsick, 1870.
Leube. — Arch. fur posth. anat., t. 48. Fur Hein, med. VII.
Lomikowsky. — Journ. anat. et physiol., 1878.
Luchsinger. — Pflügers' Arch., XVIII, p. 494.
Ludwig. — Physiologie humaine, t. I.
Lussana. — Lo sperimentale, décembre 1879, p. 561.
Meissner. — De sudore secret, Leipsick 1859.
Meissner (G.) ot Shepard. — Untersach. uber das Entsehen des hippursaure. Hannover 1866.
Morrigia. — Giorn. Real. Acad., Turin, 3e série, t. IX, 1870.
Mosler. Unters. ub. Parotid. sekret. Berlin, Kl. Wochens., 1866.
Nothnagel et Rosbach. — Traité de thérapeutique, trad. Alquier, 1880.
Otto. — Gaz. méd., Paris, 1836.
Parkes — Composition of urine, London, 1860.
Pasteur. — Congrès d'hygiène, Genève, 1882.
Petit (Ch.). — Journal de pharmacie, 1841.
Picard. — Th. de Strasbourg, 1856. De l'urée.
Pouchet. — Acad. des sc., 1879, t. II, p. 244.
Rabuteau. — Eléments de thérapeutique.
— Traité de toxicologie.
— Gaz. méd., Paris, 1873, p. 580.
Rendu. — Journal de thérap., 1875, no 22.
Robin (A.). — Etudes sur le Jaborandi. Journ. de thér., 1874-75.
Robin (Ch.). — Leçons sur les humeurs, Paris, 1874.
Rose. — Rev. sc. méd., t. V, p. 387.
Salkowsky. — Arch. f. path. anat., LIII.
Schottin. — Arch. fur physiol. Heilkund, 1851-53 et XII.
Schwarzenbach. — Schweiz Zeitsch. f. Heilkund, II.
Semmola. — Sueur sucrée. Vierodss Arch., 1857. Albuminurie. Archives phys., 1882.
Sliounine. — Soc. méd. russes, St-Pétersbourg, 1880-81.
Spillmann. — Pilocarpine, Arch. gén. méd., 1879.
Strauss. — Art. Sueur, Dict. prat.
Sydenham. — Fièvres putrides, 1866-67.

TAYLOR. — Guy's Hosp. Report, 1874.
TOURTON. — Th. de Lyon, 1879.
TREITZ. — Prager Viertelgahrschr, 1859.
VULPIAN. — Leçons sur les subst. tox. et méd. Jaborandi. Académie des sc., 1879, t. I, p. 1165.
WURTZ. — Traité de chimie biol. 1880.

Les autres indications ont été données dans le cours du travail; on les trouvera en consultant la bibliographie des articles Salive et Sueur des Dict. encycl. et pratique et celle des articles spéciaux relatifs aux diverses questions traitées.

TABLE DES MATIÈRES

Paris. — A. PARENT, imp. de la Fac. de médec., A. DAVY, successeur,
52, rue Madame et rue M.-le-Prince, 14.

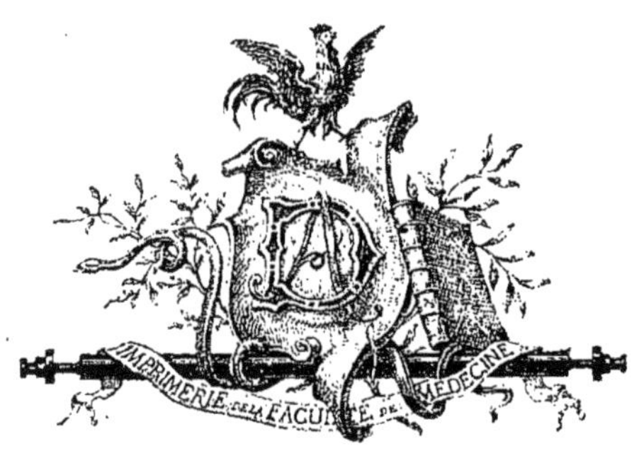
IMPRIMERIE DE LA FACULTÉ DE MÉDECINE

www.ingramcontent.com/pod-product-compliance
Ingram Content Group UK Ltd.
Pitfield, Milton Keynes, MK11 3LW, UK
UKHW021207220726
13924UKWH00003B/1377